思想觀念的帶動者

文化現象的觀察者

本土經驗的整理者

生命故事的關懷者

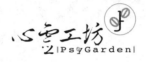

H o l i s t i c

探索身體，追求智性，呼喊靈性
攀向更高遠的意義與價值
是幸福，是恩典，更是內在心靈的基本需求
企求穿越回歸真我的旅程

真實動作
喚醒覺性身體

Offering from the
Conscious Body
The Discipline of Authentic Movement

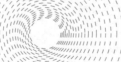

珍娜‧愛德樂
Janet Adler

著

李宗芹、林奕秀、林玉華——譯
李宗芹——審閱

獻給我的母親
波西・沃爾夫・愛德樂
（Posy Woolf Adler）

我最初的觀者
我最初的祝福

目次

中譯序：在身體中揭露最真的自己／李宗芹 ……………… 8

謝詞 ………………………………………………………… 13

前言 ………………………………………………………… 21

個別身體 ……………………………………………… 27

  發展動者意識 …………………………………………… 28

    動者 ………………………………………………… 29

    動中觀者 …………………………………………… 70

  發展觀照者意識 ………………………………………… 88

    觀照者 ……………………………………………… 89

    靜默觀者 …………………………………………… 94

    言說觀者 …………………………………………… 108

群體身體 ……………………………………………… 123

  發展群體意識 …………………………………………… 124

    來，朝向圓圈 ……………………………………… 125

    一個圓 ……………………………………………… 141

覺性身體 ……………………………………………… 179

  奉獻 …………………………………………………… 180

形式之浮現⋯⋯⋯⋯⋯⋯⋯⋯⋯⋯⋯⋯⋯ 181

文本體現⋯⋯⋯⋯⋯⋯⋯⋯⋯⋯⋯⋯⋯ 186

舞蹈⋯⋯⋯⋯⋯⋯⋯⋯⋯⋯⋯⋯⋯⋯⋯ 228

動能現象⋯⋯⋯⋯⋯⋯⋯⋯⋯⋯⋯⋯⋯ 248

跋⋯⋯⋯⋯⋯⋯⋯⋯⋯⋯⋯⋯⋯⋯⋯⋯⋯ 283

附錄　英文索引⋯⋯⋯⋯⋯⋯⋯⋯⋯⋯⋯ 285

我想要感謝每一位參與《真實動作：喚醒覺性身體》翻譯
工作的夥伴。感謝諸位以如許的深思、技巧和耐性，將每
一個字、每一個概念，從一個語言轉換到另一個語言。對
我來說，如此的行為著實慷慨。我深深地感激，並至感榮
耀。

——珍娜‧愛德樂（Janet Adler, Ph.D.）

在身體中揭露最真的自己

關於作者

　　珍娜・愛德樂（Janet Adler）是舞蹈治療領域中令人尊敬的前輩，她以身體探索未知，傾聽身體內在的感受，勇於開創且身體力行。

　　年輕時代的珍娜，取得兒童發展心理學碩士後，在匹茲堡醫院以舞蹈治療方式與有情緒困擾的孩子及自閉症兒童工作，1968 年她將工作紀錄爲影片《尋找我》（*Looking for me*）。在這部得獎影片中，我們看到她模仿自閉兒童的身體姿勢，經由動作進入孩子的內在世界，透過身體的途徑一步步帶領自閉兒童進入關係之中。當時舞蹈治療起步未久，尚無足夠的研究證據來證明舞動身體在助人工作上的用處，而珍娜以影片呈現的方式，讓更多人了解到，透過身體的鏡映，可以越過人際之間的阻隔，而進入關係發展中。從身體著手原本就是舞蹈治療的獨特之處，珍娜她從「身體互動」的層次出發，一步步引導自閉兒童跟人、跟周遭的世界產生關聯，展現了身體－心理發展的向度。這部影片一直是舞蹈治療、兒童心理治療領域非常經典的治療紀錄影片。

　　珍娜是個追尋自我內在聲音的人，1969 年，她受邀參與緬因州國家訓練實驗室的成長團體研究，接觸到稱爲「深層動作」（depth movement）的舞蹈治療，進而跟隨當時做爲她的觀察者／老師／見

證人的瑪莉・懷豪斯學習。瑪莉的舞蹈治療立基於榮格理論，她重視自發性、不經學習的動作，引導人們將所有學過的動作拋開、丟掉、忘記，用自己能做的動作，與適合心靈的狀態來動，而這一個時刻是「真實」的，也是個體的整合之路；她同時透過「積極想像」（active imagination）的誘發，從而關注人的「潛意識」及「象徵」。在學習過程中，珍娜意識到自己的生命被喚醒，開啟了一個新的里程；然而她也逐漸發現兩人之間的差異，因此選擇了另一條路發展「真實動作」，她接收了「深層動作」的形式，並在原有的基礎上探究自己的工作方法。1978 年珍娜離開瑪莉，在美國的諾桑普頓（Northampton）成立瑪莉・懷豪斯協會以感恩她的教導，隨後她以十年的時間研究與練習真實動作，探究身體意識的呈現、身體在關係中如何被了解、身體的直覺經驗、內在觀照（inner witness）的覺察，以及向身體的直覺經驗開放等。1988 年珍娜創作「真實動作」影片《依然追尋》（*Still Looking*），影片呈現出從兩人一組的基本模式，到涵括集體覺察與集體身體意識的發展。在這部影片之中，她標示了以心理學系統為主要的發展概念，她豐富了舞蹈動作之中的心理意義，也將心理治療擅長的口語溝通巧妙地融入真實動作之中。1992 年她完成博士學位；2002 年她將自己長期與真實動作團體修練的經驗整理而撰述本書。

何謂真實與真實動作的修練歷程

本書中，珍娜將「真實動作」的概念方法，以極為詩意的方式描述出來。真實動作的修練，落實在身體中探究，其演進略分為三個層次：「個別身體」（individual body）追蹤動作和動作中伴隨的

內在經驗；「群體身體」（collective body）探索個人和他人的互動關係，從動中體驗自己、感受自己與他人，由此「內在觀者」增強，才會是療癒、改變歷程發生的起始點；「覺性身體」（conscious body）更進一步，將身體這個先於自我、先於文字、先於意識的領域徹底檢視，瞭悟我們如何在其中穿越，以及將這一些身體的經驗意識化。

在當前心理治療理論派別百家綻放之際，讀者將會發現此書中珍娜不再套用任何理論去說身體，她「盡量」地貼近現場的現象自身，而較少以預設的話語進行詮釋或分析，因為人們時常以話語的邏輯形構出與身體相關的論調，並認為此即真理；然而，以語言談論非語言經驗會面臨到理論可能淹沒了身體原初的旨意，並將「身體表現」的意涵，架在一個不屬於自己的論述上。

真實動作帶給我的啟示為，「真相」（truth）在自己的身上，而不在外部；「真實」除了自我之外，尚包含難以言說、不可名狀的部分，事實上，我們永遠無法對於所發現的是不是「真實」獲得確信，然這已不是重點，也不構成問題，重要的是「從動作中求真」、「在身體中揭露自己」被認真地看待著，並圍繞著它做出一切努力，發展出一系列幫助自己在這條求真之路上可以「一直走下去」的身體知識。在這個工作中，「真理」不假外求，它就在每個人自己的身體裡，為了趨近它，我們會在感覺釐清、歷程說明以及最後的賦義之間，從無聲的身體到記憶搜索到知性領會之間，必然要走一段不算短且總無法預先確知的歷程，而這個歷程就是一種修練。

個人以為，真實動作的方法不只是心理助人工作者的一帖良

藥,更是所有人都能因此獲益的好的取徑,它幫助我們在自我動作和自我領會之循環中,學習從身體之中開闢出一條屬於自己的道路,在動作歷程中觀照自己,以身體獨特的元素與編法,成就自身與他人。這個修練歷程到了接近圓滿之際,將能瞭悟觀照者所需要的慈悲與愛,我想這就是珍娜在本書所揭示之覺性身體的奉獻。

譯後記

我很高興能有幸將此一舞蹈治療的經典作品介紹給中文讀者。這本書是我在西雅圖的真實動作老師珍妮‧卡索(Jeanne Castle)在我離開時送給我的禮物。我很珍惜她的這份心意,細細閱讀,愛不釋手,而開始召集各方人馬一起參與練習。過去幾年,姜忠信教授、鍾明德教授、龔卓軍教授,都曾參與並支持真實動作的操作演練與相互對談,他們給了我許多支持與意見;感謝輔仁大學心理學系夏林清、宋文里教授對真實動作的支持,讓我在輔大的851教室實作練習許多年,在此一併致謝。在熱愛此書之下,我認為有著實際體驗的我,或許能更為貼切了解此書的意涵,因此自找苦吃地要翻譯。玉華是國中輔導老師,她喜歡舞蹈治療,連續四年到我輔大的課堂上聽課;奕秀是我在北藝大的學生,她親身體驗了真實動作後有很深的感觸,因此我邀請她們二人共同翻譯。我們三個臭皮匠一起K字典,尋找合適的語詞並來回討論、修改的過程,一起工作相互支持打氣,現在回想起來感覺很幸福。尤其奕秀心思細膩,書中許多宗教人名等,她花心思找資料供大家參詳。基於本人的舞蹈治療專業,全書文脈、思路以及特定語詞的使用,自當由我負起全書品質之全責。很感謝心靈工坊購得版權以及本書的編輯,還有感

謝所有實際參與眞實動作練習的同學們。

李宗芹

2013 年，於臺北市

謝詞

我以最深的敬意，感激在我見證下的每位動者和觀照者。你們每一位都是我的老師。你們的工作是這本書的骨幹。在我自身經驗和想像之下，有幸觀看與聆聽本書中人物的體驗，從姿態、話語的組合中逐步形成，這真是奇異恩典。

我感謝來自猶太教、佛教和印度傳統神聖經文的教導。感謝威廉・柯登（William Condon）以自然史方法開發的非口語溝通研究；感謝瑪莉安・雀斯（Marian Chace），她相信生命靈魂居於身體；感謝溫尼考特（Donald W. Winnicott, 1896-1971）「夠好的母親」（good enough mother）的概念；感謝榮格（Carl Jung，1875-1961）在個人、群體意識和潛意識領域研究的成果。

茱莉亞・恭伯斯（Julia Gombos），我深深感謝妳的出現。過去十三年妳堅守承諾，投入發展這種修練；成為我的學生，然後成為我的助手，現在則是我的同僚、我的朋友。感謝妳無比的耐心，這本書因為妳字字琢磨的毅力而誕生。

這本書的寫作與修練的發展密不可分。謝謝艾莉亞斯・阿米頓（Elias Amidon）、琳達・艾隆－科特（Linda Aaron-Cort）、瓊安・邱德若（Joan Chodorow）、哈麗葉・芬凱斯坦（Harriet Finkelstein）、琳恩・富勒（Lynn Fuller）、莉莎白・漢姆林－海姆（Lizbeth Hamlin-Haims）、奈拉・海茲（Neala Haze）、芭芭拉・荷利菲爾德（Barbara Holifield）、大衛・馬爾斯（David Mars）、安卓

亞‧歐森（Andrea Olsen）、派翠紀亞‧帕拉羅（Patrizia Pallaro）、凱倫‧潘鐸－馬爾斯（Karen Pando-Mars）、瑪夏‧波穆特－卡林納（Marcha Perlmutter-Kalina）、諾拉‧萊利（Nora Riley）、凱倫‧羅森（Karen Rosen）、富‧薛洛伊德（Fu Schroeder）、阿蕾加拉‧斯尼德（Allegra Snyder）、薩克斯‧史派瑞（Sox Sperry）、蒂娜‧史鍾斯提德（Tina Stromsted）、羅素‧蘇特（Russel Sutter）、凱倫‧楚哈特（Karen Truehart）以及莉莎‧柴茲（Lisa Tsetse），您們在特別的時候給予我寶貴的支持。

感謝琴妮‧凱索（Jeanne Castle）、茹莎‧邱（Rusa Chiu）、卡羅‧菲爾茲（Carol Fields）、切莉‧佛瑞斯特（Cheri Forrester）、安妮‧蓋辛格（Annie Geissinger）、潔絲‧蓋勒（Jesse Geller）、溫蒂‧高斯同（Wendy Goulston）、蘇珊‧克努桑（Susan Knutson）、蓋雅‧拉葛娜（Gaye Lagana）、艾瑪‧林德曼（Emma Linderman）、茱莉葉‧米勒（Julie Miller）、凱西‧米勒（Kathee Miller）、席拉‧繆斯坎（Shira Musicant）、羅斯‧帕蘭提（Roz Parenti）、諾伊‧朋舍里（Noelle Poncelet）、瑪姬‧圖特（Maggie Tuteur）以及瓊安‧韋伯（Joan Webb），對於本書奉獻的部分或全文。

謝謝艾倫‧艾密特（Ellen Emmet）、佛瑞斯特‧法蘭肯（Forest Franken）、蘿倫‧歐茲（Loren Olds）和索瑞雅‧喬治（Soraia Jorge）、艾蘭尼‧萊維迪（Eleni Levidi）、卡洛琳‧海克曼‧里伯曼（Caroline Heckman Liebman）、比爾‧邁庫里（Bill McCully），感激您們近來投入參與這個修練，並提供特殊姿態或文辭。感謝凱倫‧艾伯倫斯（Keren Abrams）、席薇雅‧安東尼尼

（Silvia Antonini）、瑪莉安妮‧巴赫曼（Marianne Bachmann）、珍妮絲‧伯德‧布爾（Janice Beard Bull）、安姆莉塔‧卡麥克‧戴佛森（Amrita Carmichael Davidson）、戴娜‧戴維斯（Dana Davis）、瓊‧戴維斯（Joan Davis）、蘇珊‧德葛洛（Susan De-Groat）、安妮‧戴其曼（Annie Deichmann）、提爾薩‧丹保（Tirza Dembo）、泰瑞莎‧伊斯可巴（Teresa Escobar）、克莉斯汀‧伊凡斯（Christine Evans）、萊斯莉‧法蘭西（Leslie French）、溫妮‧岡蕭（Winnie Ganshaw）、瑪莉‧艾蓮娜‧賈西亞（Marie Elena Garcia）、席琳‧金伯瑞（Celine Gimbrere）、哈莉葉‧葛拉斯（Harriet Glass）、弗若奎‧葛勞畢茲（Frauque Glaubitz）、艾拉‧格得哈恩（Eilla Goldhahn）、羅莎‧瑪莉亞‧高沃尼（Rosa Maria Govoni）、伊曼佳‧哈斯楚布（Irmgard Halstrup）、琳達‧哈特雷（Linda Hartley）、艾爾穆特‧海波‧克奇侯佛（Almut Hepper Kirchhofer）、蘇珊妮‧侯弗勒（Susanne Hofler）、艾瑞卡‧克雷帝－朗納屈（Erika Kletti-Ranacher）、班納‧柯林斯基（Benna Kolinsky）、茱蒂絲‧柯泰（Judith Koltai）、萊斯莉‧柯亭（Leslie Kotin）、法蘭‧拉凡戴爾（Fran Lavendel）、茱莉葉‧里維特‧庫贊（Julie Leavitt Kutzen）、潔奇‧梅爾－歐斯楚（Jackie Mayer-Ostrow）、蘇珊‧麥克肯納（Susan McKenna）、瑪莉亞‧摩舍（Moriah Moser）、芭芭拉‧諾約克（Barbara Najork）、凱茲‧潘菲爾德（Kedzie Penfield）、瑪西雅‧普勒文（Marcia Plevin）、海莉－麥佳‧拉江尼米（Heli-Maija Rajaniemi）、寶拉‧薩吉（Paula Sager）、伊達‧羅沙‧夏勒（Ida Rosa Schaller）、柯奈莉雅‧史密茲（Cornelia Schmitz）、茱莉雅‧項（Julia Shiang）、諾加‧休

穆特（Noga Shomut）、葉胡蒂・席維曼（Yehudit Silverman）、安克・泰吉勒（Anke Teigeler）、貝提娜・衛斯曼（Betina Waissman）以及安娜・衛瑟何格（Anna Weatherhogg）。

謝謝我的編輯蘇珊・戴維森（Susan Davidson），妳慷慨、持續地關注文稿的進展。謝謝瑞秋・高登伯格（Rachel Goldenberg）以及內在傳統出版社（Inner Traditions）的每個人，你們全心、和悅地協助這份奉獻的出版。

謝謝伊蓮・布勒（Elaine Buller）和泰雅・高德斯汀（Thea Goldstine），你們聰慧、高明、慈愛地編輯這份文稿。

我的兒子們，我深深感謝你們建造這間工作室（也是本書開展的地方）的細心和技術，讓我有幸在裡面工作。謝謝約書亞（Joshua），以你的明亮與誠實與我一同捧卷閱讀每個字。謝謝保羅（Paul），清明而有深度地發想封面設計。

我的丈夫，菲利普（Philip），我深深感激你充滿愛的存在，作爲我持續的觀照者；正如這個修練日復一日、年復一年的展開；也如同這本書一字一句的成形。此書中美麗的木刻版畫、封面繪圖，以及幫助我、幫助這本書開花結果的所有可見與不可見的協助，我都要感謝你。感恩這份禮物，大理石鉢，你刻下的奉獻。

感謝 瑪莉・懷豪斯
（Mary Whitehouse, 1911-1979）

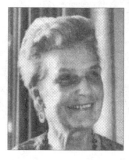

瑪莉・懷豪斯受業於瑪莎・葛蘭姆（Martha Graham, 1984-1991）和瑪莉・魏格曼（Mary Wigman, 1886-1973），早期她是位專業舞者，後擔任舞蹈老師，日漸發展出對內在生命的興趣，而後進入榮格的思想體系。瑪莉・懷豪斯在強健、精神飽滿的呈現之下，將舞者和觀眾之間的公眾關係帶入個人工作室。她早期的現代舞學生從她身上學習到如何區辨表演（performing），以及順著脈動（impulse）而發現的眞實動作（authentic movement）。瑪莉・懷豪斯對身體意識的知識，成爲動者意識現象的核心。

瑪莉・懷豪斯銘言

「我最初的興趣在於過程而非結果，那可能不是我所追尋的藝術，而是另一種人性發展……無論這是什麼，我們都與舞蹈漸行漸遠。我稱之爲『動作』……爲了開啓舞蹈，爲了超脫我們狹隘、苦難的生命，我們必須讓自己被碰觸、被感動。」

「當動作簡單且必然發生時，不要改變，無論這是多麼滯礙、不完整；它會變爲我所說的『眞實』（authentic）──這可是眞正屬於那個人的。」

「內在開放的態度是需要的，這是一種傾聽自我的能力……只有藉由專注和耐心才有可能達到……肌肉動覺（kinesthetic sense）會被喚醒並開發……但我相信，唯有當內在，也就是主體連

結被發掘之時，它才能成爲有意識的。」

　　「『我在動』……是自我（ego）放棄控制的時刻……允許**大寫我**（Self）取代身體的慣性。這種無預警臣服的時刻，無法解釋、難以完全複製……動作體驗的核心是感知『動』（moving）和『被感動』（being moved）……」

　　本節訊息摘錄自派翠西亞・帕拉羅（Patrizia Pallaro）編，《真實動作：瑪莉・懷豪斯、珍娜・愛德樂和瓊安・邱德若的論述》（*Authentic Movement: Essays by Mary Starks Whitehouse, Janet Adler and Joan Chodorow*, London: Jessica Kingsly, 1999）。

感謝 維爾醫生
（John Weir, 生於 1913 年）

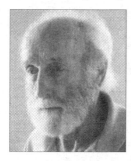

維爾醫生為心理學家和人類發展的大師，一脈相承佛洛伊德（Sigmund Freud, 1856-1939）、威廉·賴希（Wilhelm Reich, 1897-1975）和羅吉斯（Carl Rogers, 1902-1987）的脈絡。維爾醫生對於身心現象學、關係詮釋和精神動力理論具有深度的瞭解，為他在與團體工作時的流暢、創新奠定基礎。他給我的禮物主要是觀照者意識現象的基礎。

維爾醫生銘言

「更要在乎的是『變為』的過程，勝於『存有』的內容。」

「我們的存在是獨一無二的，是所有感知、作為、思考的先決條件。」

「自律是自發性和自由表達的必要面向。」

「唯一的出口是『進入』和『穿透』。」（私人交流）

「個體成長是自我分化（self-differentiation）的持續過程……這是個有秩序的過程。」

「我是我內在生命和感覺唯一的主宰。」

「我所有的經驗只存在於我，在我身體的範圍裡。它持續發生，從此時到下一刻。我只活在這裡、活在當下。」

「感官探索、肢體接觸和表達性動作的目的是重新認識參與的身體及其參與的過程。這些過程中的意識管理需要高度控制和某種

近似於苦行的自律。」

　　「參與者和其他人分享他們的經驗很重要……這種分享……展現了某種觀照（witnessing）……對於與一些儀式、慶典活動的聯結而言，觀照似乎極為重要。觀照，並分享這些事情，好似見證了這個事件，並給予事件和參與者公開的認可和接納。」

　　本節訊息摘錄自班能（Bennem）、布烈德弗（Bradford）、吉伯（Gibb）、里皮特（Lippitt）編，《變化和學習的實驗方法》（*The Laboratory Method of Changing and Learning*, Palo Alto: Science and Behavior Books, 1975）。

前言

當你明淨一個形，它便現出真實。

──魯米（Rumi）[1]

　　1969 年，我二十八歲時，體驗了瑪莉・懷豪斯覺察身體意識方法的深刻，以及維爾醫生關於在關係中感知自我的澄澈明晰。雖然我和老師們的相遇短暫，但從他們那裡得到的珍寶，成為「真實動作」（Authentic Movement）修練的源頭，並於接下來的三十年在我的工作室裡繼續發展。因著每個人的投入，也因為我個人追尋其開展之深切而難以言說的需要，這個修練逐漸成形。

　　就我所知，約翰・馬丁（John Martin）是第一位使用「真實動作」一辭的人，這位知名的舞蹈評論家、散文作家在 1933 年描述瑪莉・魏格曼的舞蹈時寫道：

　　　　這種舞蹈實質上是現代舞蹈最純粹的表現。運用
　　這個媒介創作，每支舞都是立基於觸及至善至美之人
　　類經驗的洞見。這些形式的外顯之所以為人領會，並
　　非來自智識的計畫，而是憑藉著敏銳的身體「完全感

1　魯米著，柯曼・巴克（Coleman Barks）譯，《如是》（*Like This*, Coleman Barks, 1990），頁 30。魯米（1207-1273），十三世紀波斯地區的伊斯蘭詩人、法學家、神學家，通曉蘇菲神祕主義。

覺」而來。這種創造的最初結果必定是某種全然「真
實動作」的表現。[2]

　　儘管這個語辭源自於舞蹈領域，但「真實動作」衍然已成為一
個源頭，從之出發的療癒和神祕經驗因而彰顯。看著返照源頭的真
實動作修練浮現，我一直視為容器（vessel）的身體裡，療癒在其
中發生，對神性的直接經驗被知曉。當這容器的意識覺醒，於是更
能耐受人性的黑暗並接納光明。

　　這工作儼然成為一種修練（discipline），因為練習揭露了一組
內在秩序，創造出一種具備理論基礎的形式，開啟了學習的場域。
隨著工作的投入，我們不斷被推向尚且未知的邊界，真實動作的修
練也逐漸顯明。只相信我們所能知道的，亦即我們的身體經驗，這
極具挑戰性，有時我也難以承受。在某些恩寵的時刻，不期然闖入
的澄澈觀視令人神迷，彷彿形式自身堅持要開啟。我反覆在自身的
身體裡經驗到這樣的召喚。我既想清楚看見浮現的形式，又欲臣服
於內在體現的神祕，這兩種渴望的張力之間，蘊涵著這個工作轉化
的潛能，以及參與者的投入。在恩典的時刻，清澈明晰和隱諱神祕
合而為一。

　　真實動作的修練建構奠基於動者（mover）和觀者（witness）[3]

2　約翰・馬丁，《現代舞蹈》（*The Modern Dance*, New York: Dance Horizons, 1933），頁59。

3　譯註：witness 意指觀看的人，即「觀者」。但是在真實動作進行時，觀者在觀看之外，也負責注意動者的安全、感受觀看時出現的所有；此時觀者便不只是「觀看」，並帶著「照護」、「照見」的意涵，所以在文中也會將 witness 譯為「觀照者」。而在動作結束後，這位觀者是眼見為憑的證人，所以也是「見證者」。原文中的witness將依據文義與上下文的脈絡，翻譯為「觀者」、「觀照者」或「見證者」。

的關係，這是基本的形式。無論動者或觀者，工作的核心在於「內在觀照」（inner witness）的發展，這是一種了解意識發展的方法。在這個修練裡，內在觀照藉由外在見證者而外顯，另一個人——「動者」，則在動中自我（moving self）具體展現。

兩者的關係是在三種互為依存關聯的領域的研習中發展而來：個別身體（individual body）、群體身體（collective body）和覺性身體（conscious body）。此種操練工作是會逐漸發展的，但卻不是以線性呈現，個人與超越個人的現象在每個領域的操練中都會發生。只要另一個訓練的經驗已準備妥當，所有人都可以在任何時候進入這個練習。

第一個領域是關乎「個別身體」的學習。帶著被觀照者看見的渴望，一個人閉著眼睛移動，進入教室的「空」（emptiness），學習追蹤她的動作和伴隨的內在經驗。當體現的經驗進入意識裡，動者探索身體動作、感覺、情緒和思想的無限。在這個過程中，探索真實的、如實的動作。隨著內在觀者逐漸強大，動者想看見另一個人的渴望開啟。成為一位觀照者，她靜靜坐在空間中一隅，學習追蹤另一個人的身體動作，同時也逐漸覺知自己的感覺、情緒和思想。

因為「言語」是身體到意識經驗之間的橋樑，動者和觀照者在雙方關係發展過程中，以及在每一回合操練工作之後交談；每個人都必須練習必要的、清楚的言說（articulation）。隨著操練深度增加後，有一種能直接進入身體和話語的自由，而能發現彼此的神聖。

第二個領域，聚焦在群體身體的練習。這也是個想望，想加入

一個全體，探索個人和多人的關係，但又不會失去對自我的意識覺察。在這個領域裡，人們學習將他們基礎形式的練習，帶入動者和觀照者的圓圈。閉著眼睛的人動著，做為動中身體（moving body）的一員；張開眼睛的人靜靜坐著，做為觀照圈（witness circle）的一員。在每回合操練的開始和結束時，這個圓圈是空的。當人們承諾觀照著這空時，容器則變得強壯，以關聯於體現群體意識發展。

在第三個領域，當圓圈擴展，朝向第三個領域，也就是覺性身體操練工作，形式本身變得更加顯明。人格特質朝向經驗現形而轉變，同情朝向慈悲轉變；然後，在恩典的時刻，痛苦變得可以承受。朝向現形練習的發展進入當下之時，做為容器的身體便體驗到淨空。

另一個想望，想要奉獻的渴望，從「空」裡浮現。身體的舞動變為更顯明、成為舞蹈，舞蹈成為一個奉獻。語詞也變得澄澈、轉換為詩歌，而詩歌也是一個奉獻。此時在身體裡的動能現象可被理解為關於聖靈的直接經驗，專注於其中、透過覺性身體的動作，能量本身成為一個奉獻——奉獻給動者、給觀照者、給這流轉的世界、給這渴望覺性的世界。當集體領受了奉獻，而後，在某個時刻亦進入了奉獻時，我們記起：這個修練孕育成長自古老的基礎。

這項操練工作的根基，顯現於修練的三個部分，直接在舞蹈、療癒練習和神祕主義中曉諭。動者和觀照者之間的關係，最明確地反映了源於早期療癒練習的基礎系統，這在西方世界被理解為治療的容器。西方世界的治療師在許多方面顯現出古代拉比（rabbi）[4]、

4　譯註：拉比為猶太的法學博士，在猶太教堂中擔任主要神職人員。

牧師、巫醫的特質，他們有意識地支持個人、團體的情感和精神生活。在真實動作的修練裡，將動作及觀照感覺、情感和精神體現這種平實的力量注入修練者的關係中，以新的方式認識自己、認識他人。

　　因為內在生命的深度和複雜性，是如此體現在動者、觀照者身上，以及他們發展的關係裡，此刻最適合這項修練的老師是受過專業訓練的舞蹈／動作治療師，或以身體為基礎的心理治療師。其他像是治療師、冥想老師、編舞家、政治運動者以及動作實務者（movement practitioners），他們都可以將此練習的某些面向，納入其專業中，透過和此項修練的教師堅持不懈地練習，安全地強化他們的工作成效。真實動作的教師要有廣泛的實踐，而且在操練形式發展中探究個人的歷程，是至關重要與必要的訓練。因為，每一位進入其中的人，都會因著教師提供了她自己發展出的觀點，而讓修練一直持續演進。

　　教師引導著關係意識的發展——在動中自我和內在觀者之間、在個別身體和群體身體之間、在自我和神靈之間。當人們在嚴謹的練習中，投入了專注和洞察，他們在「被看見」和「看見」、「參與」和「奉獻」之時，動者和觀照者返回自身。此時，他們在經驗中發現直觀之知，滿心敬畏。

　　這本書是我的奉獻，追蹤著此一修練的發展，這修練也是我所經驗的神祕修行。辨認神祕修行的一個方法是：當個體有意圖地進入不可知，而投入於揭露可知的練習，此即意識體現（conscious embodiment）。古今許多傳統，對於神祕經驗的描述大抵類似。有種召喚能進入「空」。閉上眼睛，投注於內在，意圖停頓於當下、

停頓於實行專注力的藝術。這些練習在追蹤內在經驗以邁向完滿。但願有種語言可以描述難以言說的直接經驗。這是儀式之所以發生與之所以必要。祝福清淨、靜默覺察變爲的知。希望日常生活可以彰顯這樣的祝福、這樣的察覺。意識關係中帶有神祕經驗時，我們需要強壯的內在觀者——它能在體現的覺知練習裡，開展一個廣闊的基礎。

隨著眞實動作修練的發展，個人成爲交織中的現實之一部分，同時知曉個自的明晰和獨立，以及本有的溫暖，直接接觸人們以及他們的作爲，並展現慈悲。在某些時刻，合一覺性的恩典祝福將被知曉，那就是用來描述內外所有關係的界線都消弭於無形時，所感知的直接經驗。

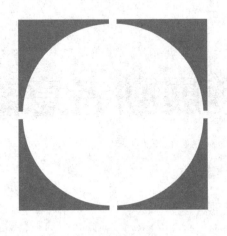

個別身體

發展動者意識

首先，我們必須在我們個人的身體上工作，不急著逃脫，身體從來都是意識感覺與事件連繫之所在。

——母親（The Mother）[5]

動者

太初之深，名之「無限」。因為它隱匿在眾物之中，亦稱「虛無」。如有人問：「它是什麼？」答案是：「無。」意味著，沒有人可解出它是什麼；它無法在概念中參透；沒有人得以知悉任何關於它的部分——除了相信它存在。它即自身，它的存在，空虛滿盈，一無所缺。因此它的名字是：「我正在變為。」

——喀巴拉（Kabbalah）[6]

我們的研究和練習之所以從「動者」開始，是因為我們的生命從動者開始。在生命軔動之初，既無「內在觀者」（inner witness），亦無「意識」（consciousness）。成年意味著我們進入以「意識增長」為重心的練習（practices），就像「真實動作」的修

---

5 譯註：「母親」（The Mother），法國人，原名 Mirra Alfassa，後稱 Mirra Morisset 或 Mirra Richard，為奧羅賓多（Sri Aurobindo, 1872-1950）的精神合作者。「母親」（The Mother）也是「聖母」（The Devine Mother）的簡稱，印度教信徒相信「聖母」是神聖意識和精神的女性面向，即創造的能量。
6 譯註：猶太教的喀巴拉教，為東方神祕主義的一支。參見丹尼爾‧麥特（Daniel Matt）譯，《喀巴拉精要：猶太神祕主義的核心》（*The Essential Kabbalah: The Heart of Jewish Mysticism*, San Francisco: HarperSanFrancisco, 1996），頁 67。

練，帶著內在觀者的某些經驗，帶著意識及「現身」（to be present）的渴望。我們渴望朝向一種新的方法去認識、一種新的道路來經驗我們所受的痛苦、我們的解放。

在此修練中，「動者」的工作有兩個各自分別卻又相互關聯的神祕領域，即「人我之間」（interpersonal）與「內在自我」（intrapersonal）二個部分。它們彼此之間的關係是令人驚嘆、難以理解與變動的。兩個領域中的任一關係改變，皆會引領著動者意識的發展。「人我之間」的工作涉及動者和她「外在觀者」（outer witness）的關係。因為在成長過程中，我們被看的不夠，沒有被充分地看見（seen），或是被觀看的經驗中，未被投注足夠的接納、愛與意識，所以成年之後仍舊渴望被他人看見關注。這是一種覺受的需要，在西方社會是如此深刻地渴望被看到：看到這是我、做著我正在做的事。有時候我們達成了，因為我們準備好深化我們愛人、原諒人、接納自己和他人的能力。就是這樣的渴求，將動者帶到觀照者面前。

雖然，動者是真的渴望被她的外在觀照者看見，但也因為個人特質而害怕被看見。選擇被觀者看見，不可避免地也包括得承受感覺沒被看見的風險。在合宜的情境、恰當的時機，這樣的冒險是必需的，因為在人類的發展過程裡，唯有感到被另一個人「看見」時，一個人才能「看見」自己。

「內在自我」的工作與內在觀者的形成有關。從動者的面向來說，外在觀照者的「在場」（presence）會成為慈悲的典範，使得動者覺察自身的經驗。內在觀者的發展，促進並創造動者意識的發展和演變。隨著覺察增長，動者學習辨識融合的動作姿態，以及在

這之中與身體動作處在一個對話的關係；然後，在某一恩典來臨時刻頓悟，明瞭了整體，也感覺到「動中自我」（moving self）和內在觀照者之間並無區隔。

內在觀者學習伴隨著身體，進入「動中我」的各種身形，發現自己的眞實；並學習彰顯身體直接就知道的一切。身體是我們的感知（sensation），我們藉之感受情緒。身體是我們自身的經驗，是我們靈魂之光燃燒的神殿。無意識的世界、神祕的世界、井然有序或看似毫無章法的世界，都可以在身體裡被知曉，因爲身體而明瞭。

這個修練的所有動作必須由動者自己發現。動作不會憑空送到動者手上。外在觀者在場的情況下，文化習慣和個人特殊的姿勢會各自找到進入意識的方法。隨之而來的則是複雜的、被喚醒的內在經驗，要求動者的內在觀者關注。動者的旅程可能從混亂開始，然後逐漸發展出具體的秩序、清晰和智慧。動者的旅程必須起始於其自身——這是必然的，如果持續投入，必定會成爲每個衆生自我的旅程。

現在，在工作室的書桌前，我轉身望向窗外，看到白色百合花，春天的號角。我回過身，環視室內，陽光落入角落的大石缽。記得上週我在這兒的某個時刻，當時我看到動者踏上木頭地板，緩緩地走向石缽。到了缽前，我看到穿著長褲的她，一隻腳輕輕地拂拭石缽邊緣。她停下來，然後，站在陽光裡，她的右手臂輕輕地向下伸展，手裡握著白色披肩。靜靜地，她讓披肩落在地板上。

當我做爲她的觀照者而在現場時，動者，閉著眼睛，把自己交

給她的渴望，開始持續、廣泛地探索未知。

她的內在觀者：

我渴望被看見
被你看見。
然而我又害怕
被看見
被你看見。

我渴望看見自己
更清楚。
而我能否承受
看見自己
感覺自己，知道
我自己？

大多時候，我的身體
動著
卻沒有自己
但我冒險
在你面前
真實地動著

我需要你
先
看見我，更澄澈清晰
然後我才能看見自己。

這是恩典
明晰、靜默的覺察
我所真心想望。

「Heneni。」[7]我在這裡。

是開始的時候了。動者坐在地毯坐墊上，靠近矮桌。我是觀照者，坐在她對面的墊子上，正在對她說話。

在我們前面是一個空間，由牆面和地板形塑而成，有開放的、挑高的天花板，陽光穿透門和窗戶灑進來。所有的這一切，這所有的「空」，反映我們潛在「空」的經驗。我邀請你當動者，進入這個「空」。這裡，因為你，「空」可以被填滿，可以被淨空。這裡，因為空，你可以填滿，可以被淨空。

---

7 譯註：「Heneni」為希伯來文，中文譯為「我在這裡」。出自《聖經》〈創世紀〉二十二章第1節，當上帝要求亞伯拉罕犧牲其子以撒時，上帝向亞伯拉罕呼喊，亞伯拉罕便回應「Heneni」（Here I am.）。

當你離開坐墊，做為動者的經驗完成時，請注意，你仍要回來這裡。在你移動到地毯邊緣之後，不論你是尚未面對未知或是你已經踏入，我邀請你與我眼神接觸。當我們的眼神相遇，將在共享的承諾中有意識地連結，並在彼此的見證下，步向看見和被看見的渴望。我們將標誌出一條通道，此時，我們正式在真實動作的修練裡開啟關係。

身為動者，在這個練習裡，你將踏入未知的「空」，不知道實際上你會做什麼、會怎麼動。我倆誰都不會知道你應該做什麼。記得，動的方式沒有對錯。當你準備好，請傾聽內在。閉上眼睛，抹去周圍的視覺世界，儘管你仍然能感覺到我的存在、光線從哪裡來。

在這兒，你將可能與意識的選擇相遇，那麼洞察的練習便已開啟。你可以選擇動，或你可能等待動作的脈動出現。當脈動來臨，你可能選擇降服，或你可能帶入相關的個人意志並拒絕這個動力。重要的不是你的選擇，而是你擁有意識選擇的自由，使自己的主體經驗（subjective experience）逐漸清晰。

一旦開始動，如果你做大動作，或突然、快速地動，你必須張開眼睛，才不會讓自己受傷。如果你在房間裡發現感覺對的位置，你可以停在那裡或者繼續動。即使你停下來，也不必知道為什麼停下來，或為什麼選擇那個特定的地方。你可以因為理性而選擇，或直覺地因為那地方歡迎你、召喚你到那裡

去。或者那只是你無意識的選擇，但就是發生了，那個當下你就在那裡。

當我在說話時，我看到動者的白色披肩垂放在膝上，柔軟布疋的一端剛好碰到地毯。

你的內在觀者可能注意到很多事情發生。你可能正在動著或是靜止、發出聲響或保持靜默。你的動作可能快速或緩慢，動作很大或微小。你可能注意到內在經驗（inner experiences），像是感知、情緒或想法。當下你所有各種不同的經驗有時候真的很難整理分類。當路徑開啟，我請你試著覺察你的身體正在做什麼，試著先聚焦在動作本身。此時此刻，專注練習（practice of concentration）開始。

還有，洞察練習（practice of discernment）也持續進行著。在任何時候，為了任何理由，你都可以選擇張開眼睛，與我的眼神接觸，或不這麼做。然後你可以再度閉上眼睛並繼續動作，或者停下來，回到你的坐墊。要是你做了選擇，你可以繼續動個五分鐘。然後我會呼喚你的名字，並請你將你的經驗做個結束。

當我觀照你動，我無法得知你的經驗。我只能知道你「在場」時我自己的經驗。我允諾盡己所能地追蹤我的經驗。當我觀照時，這是我的目標、我的修練，我要去注意所有發生於我

內在的事情。

當你結束動作並睜開眼睛，在你回到坐墊之前，我請你再次與我的眼神交會。當我們凝視著彼此，這時，我們將透過意識連結的通道回來，而眼神接觸正是你進入空間中的標示。在彼此的見證之下確認我們的承諾，朝向意識。然後，當你準備好的時候，回到坐墊。

現在動者站著，轉身朝向「空」。我是否能：

> 去看我準備好要看見的，
> 去聽我準備好要聽見的，
> 去明瞭我準備好要明瞭的，
> 還有讓我成為我自己。

她將披肩圍在肩膀上，背向我走向地毯邊緣。她站在那裡，我看見她的腳趾頭彎曲，在柔軟地毯與硬實木頭地板交接邊緣處。現在她轉身朝向我，我們眼神相遇。她閉上眼睛，開始動作。我感激滿溢，因為她這麼願意相信我。

她的內在觀者：

> 我渴望
> 沒有壓抑

自由地動
但我不知如何做
我被禁錮
在這個身體
這個
我知道、
也不知道的身體。

我要你
接受這個身體
以它既有的樣子
但你如何能做到？

我是有意識的
當我走動
猜想，你是否
認為我是
笨拙的
猜想，你是怎麼
看待我的。

你會喜歡我嗎
如果我
這樣或那樣動？

不要

將你自己生命中

所有無意識的東西

投射到我身上。不要

解釋

我的存在。

　　我觀照了動者五分鐘，該是她將經驗做個結束的時候了。我呼喚她的名字，並請她在準備好時張開眼睛。我們眼神交會，然後她返回坐墊。

　　「動」之後有很多種存在的方式：你可以選擇不說話，我們一起沉靜地坐著。你可以選擇說說在動作中經驗到的，此時此刻所有你達到的境界。或者你可以選擇放開心懷，尋找從片片刻刻的動作中誕生出來的語彙。

　　如果你選擇這個方式，試著再次閉上眼睛，當你開始發現語彙時，選擇其中一些，並沉浸於語彙之中，就像你在這空間裡工作時，發現、選擇、屈服於動作自身一樣。當你在這兒坐在墊子上，你的內在焦點延續，同時自然地用現在式的時態說話。現在式時態提醒、扶持、鼓勵我們停留在具體的動作經驗上，即使動作變成語言，仍然得以駕馭。學著說出經驗本身，比說明這一些經驗意味著什麼更重要；學習述說且不遺棄動作經驗的原初真實性。

從閉著眼睛動身體到張開眼睛說話，這之間的轉換隨著時光推移漸漸浮現。剛開始說話時，不只用現在式時態，甚至閉上眼睛說，以幫助這之間更完美的轉換。有時候動者言說經驗時，會以修改過的方式再次進入動作姿勢，無論是坐在這裡或確實走回到木質地板，透過動作對我說話。

　　現在，當你在動時，試著記住你的身體在做什麼，甚至動作的順序。你說完後，做為你的觀照者，我將告訴你，我看到你的身體做了什麼，包括動作的順序。我們將一起清楚勾勒出一張地圖，標示出你的身體動作在時間和空間中的名稱和位置。這個地圖是重要的基礎，透過它，我們的經驗都可以被明瞭。

動者選擇說出她的經驗，現在她閉上眼睛。

　　除了零星的片斷，我只記得最後，當時我側躺在石缽那裡。我不知道躺在那裡多久了。感覺真的很久。

我看到動者張開眼睛。

　　我無法清楚記得別的事，所以我將試著以行走度過。

　　現在她站起來，移動進入這空間，眼睛時而睜開時而閉闔，時而切換回原始動作經驗的某些特質和姿勢。移動時她大聲地說話。

剛開始的時候，我想我是這樣走的，先越過這裡走向石缽，然後⋯⋯現在我想起來了⋯⋯當我趴下，像這樣四肢著地，在搖擺嗎？最後，我想我在缽前面，躺了好一陣子。

她回到坐墊，然後我叫喚她的名字，提供我追蹤她身體動作的經驗。

　　我看到你站起來，用披肩裹住肩膀。我的視線跟著你走向地毯邊緣。現在我看到你站在地毯與地板交界，腳趾在邊緣處彎曲。你轉身面向我時，我們眼神交會。

　　你閉起眼睛，步上木頭地板，進入「空」。走向石缽的途中，我看到你的腳趾輕輕碰到右邊地板上的抱枕。是的，我看到你直接走向石缽。

　　每一步，我都看見你抬起腳跟，一步接一步。我可以看見你的腳底，正是它們既有的形狀。

　　當你抵達石缽的前方，我看見你的褲腳輕掠過石缽邊緣。你停止移動站立著。我沒有看到任何動作。我依然沒有看到任何動作。我沒有看到任何動作。現在我看到你的右手從左肩拉下披肩，披肩拂過胸前，

直到它滑落地板。

動者想起來了。

　　對啊，我忘記那個了。現在我想起來了，我像這樣把披肩從肩膀拉開，滑過胸前，然後掉在地板上，靠近石缽的邊緣。

　　是的，現在就在石缽前，我看到你向左轉面向房間。你的右肩推向胸前，你的身體隨之往下。我看到你的手和膝蓋著地。我也記得你的搖擺。我看到你擺向前、向後，前、後，前、後……共三次。現在你全身貼在地板上。你向右蜷曲，手放在臉頰上。我可以看到你的臉。我記得你躺在那裡，一直躺在那兒，直到我叫喚你的名字為止。

我們都靜默了一段時間。動者坐在坐墊上，緊閉雙眼，再次言說，聲音和表情裡伴隨著一種清新的專注質感，溫和地動著進入某種姿勢。

　　我搖晃著雙手和膝蓋，向前、向後，向前、向後，向前、向後。

她說話的時候，我看見眼淚從動者眼中流出。當我們坐在一

起，凝望彼此，周遭空間的氣氛突然變得深沉，兩個人都接收到她單純、真摯的話語。因為她以這種方法說出這些字詞時，豐盈飽滿的動作經驗開啟，情緒充滿。欠缺早先的情緒掙扎來為這個情緒命名，這些動作語詞彷若基本骨架般閃耀；隨後我們才知道這些是她深層痛苦的來源。這些字詞變成共鳴，而不只是象徵，為身體和意識經驗搭起橋樑。

　　體現意識需要學習不只在身體上說清楚，也要在語詞中講明白。動者剛開始說話時，很少意識到自己究竟做了什麼。大多數時間她和動中自我融合，內在觀者很少覺察到身體動作，有些時候內在觀者完全沒有出現。就像這位女士，很多動者只有在述說並重新進入姿勢時，才會進入意識。

　　「我搖擺著，向前、向後，向前、向後，向前、向後。」這是在第一階段，驚鴻一瞥搖擺的記憶之後，接著聽見我說到「搖擺」，動者坐在墊子上短暫進入它，然後再次述說。終究，所有從動作姿勢裡浮現的感知和情緒必須被具體化並命名，這樣它們才能被整合到意識裡。但是不要急，剛開始練習述說時，學著只描述身體動作，避免過度複雜；給動者空間尋找述說的方式，邁向經驗的真實。如此一來她不是在報告發生了什麼，也不是表列觀察結果的流水帳，而是找到她自己的方法，述說身體所知道的。

　　針對身體動作命名，刻畫出精確的身體地圖（map），就像雕刻一樣，是動者和觀照者共享的基礎；可以反映出變得明顯的經驗

集合和動作庫群（pools of movements）。剛開始練習動作後的言說，如果動者有所覺察，可以鼓勵動者為某些相關的動作命名，並標誌出在房間裡做動作的所在位置，以此創造出一個動作庫。練習發展出動作庫，也同樣由感知或情緒經驗所塑形。有時候經驗到的動作段落（movement series）是一個長長的動作庫，因為這個段落中有著一個特別的動作、特別的動作性質、特別的感知，或某種很明顯貫穿全程的情緒。一旦動作庫被記憶且標誌出來，動作庫裡的細節往往也變得更容易觸及。

當我們為動作庫命名時，展開的序列（sequence）便成為一系列的動作庫群。有時候，當感覺重要的時候，兩個動作庫之間會有一個轉換被標誌出來。在今天這位女士的工作裡，她走到地毯邊緣、我們眼神接觸，接著她踏上木頭地板，這些動作可能在她的經驗中是第一個動作庫。走到石缽可能是第二個姿勢的動作庫。她在石缽前的動作，搖擺，然後躺下，是另一個動作庫。她張開眼睛，看著我，然後回到她的坐墊，是最後一個動作庫。

有時候動者因為感知或情緒滿溢，因而無法從追蹤和將身體動作歸類開始。當這種情況發生時，我身為觀照者／老師的任務，就是幫助動者將滿溢的經驗放置到地圖的脈絡中。要能輕鬆而有技巧地追蹤動作經驗的各個面向，每個人所需要的時間不同。動者各自以不同的天性及獨特的方式經驗世界。某人是比較有感情的，另一個人有比較靈敏的肌肉動覺（kinesthetic），還有人是思慮縝密、富想像力，或觸覺較為敏銳。某個動者可能發現追蹤情緒相當容易，追蹤身體動作則較具挑戰性。如此說來，觀照者／老師比較適當的作法是：依循個別動者的天性，將注意力放在對動者來說最自

然的感知或情緒上，同時鼓勵動者盡可能迅速地在身體動作裡建立基礎。

　　動者學習持續地問「我現在在哪裡？」「我在做什麼？」並回應：「我在這裡。我在石缽的前面，手托著臉頰，側身蜷曲。」試圖為每個動作的瞬間而存在，並請動者更真確地看待自己。當動者聽我說（在旁見證），追蹤她的身體動作，認真地看待她的每個身體姿態時，她也學習到以這種新的方式經驗自己。這樣做的時候，我也正在記憶、標記、保有她的每個姿勢。當我為每個動作姿態命名時，動者知道她的一舉一動都值得被觀注。在動者和觀照者分享更多經驗之前，這個簡單而深切的確認動作，為練習發展創造了初期寬闊的空間。

　　動的時候，清楚地追蹤需要最初的覺察，然後是記憶。處在當下，覺察那瞬間，並不代表動者張開眼睛並回來說話時就會記得。坐在墊子上以現在式時態述說，為五分鐘前的身體動作姿態命名，是另一種不同的歷程。對某些動者來說，想要在動作後清楚記得經驗，這樣開始導致的結果相當不妙，「想要記得」的意圖使得動者分心，無法專注在當下。眼睛閉起述說自身的經驗，與透過動作走一回，都是轉換的工作，能幫助我們記憶。

　　回想帶來了語言，開啟意識經驗。發展這種意識使我們與發生中的種種產生聯結，創造了整合的潛力。動者現身與動作後回想的整合，讓動者得到釋放。一旦身體成為初始老師（primary tea-cher），即便動者張開眼睛、坐在墊子上，停留在與觀照者的關係之中，這個練習必然能夠發展出一種敘述記憶的能力。

　　當觀照者仔細地追蹤動者的工作時，動者正在學習、也或許是

正在感受觀照者確實完全在場。隨著動者對觀照者在場的信任持續發展，動者對自己動作的信任感也會加深，允許她成為她自身，做她所做的事。她可能注意到觀照者不會評斷、投射或解釋。觀照者會請她以完全接受的態度來看待自己，使動者的內在觀者對自我經驗較少評斷、投射或解釋。

　　動者選擇的語彙確實能幫助她接受、尊重自己真實的經驗。有時候動者提到身體部位會使用冠詞「這」（the），例如用「這手」、「這腳」而非「我的手」、「我的腳」。做為觀照者／老師，我會建議說「我的手」、「我的腳」。身體出現的每個樣貌，必須先說出來、感受並親密地知曉；如果以「這手」、「這腳」稱之，而非「我的手」、「我的腳」，這就超出特別的身體認同感了。

　　另一方面，語言也可能將經驗推離身體所知，亦即當動者只顧著**思考**發生的種種，而非**體驗**它們，其結果只是將身體直接所知的許多經驗變模糊了。觀照者和動者得要接受與考量人類心靈的天生傾向——在具體經驗中停留能讓動者學到更多。這個時候，「洞察」——另一條覺知的道路便開通了。「洞察」也被稱為直覺的觀看，其存在無需有意圖的了解。洞察有如恩典，它的降臨不費吹灰之力，降臨的時刻沒有定數，可能在動作經驗後一秒鐘、幾分鐘或數天以後。於此同時，在辛勞的動者／言說練習之外，動者經驗到愈發深思熟慮的關係。

　　通常洞察在直接的關係中發生，以動作模式發展具體意識。這在動者的最初動作階段並不少見；就像這位女士，當她對內外在觀者的關係信任更強烈時，輕微的碰觸及稍稍進入動作之後，就成為

一個動作模式（movement pattern）的漩渦。動作模式是某個姿勢或一連串的姿態，自發性地自我重複。這樣獨特顯露的模式，和已知自我（knowing self）無意識地連結。從潛意識之源孕育而生，當一個動作模式逐漸明顯，模式裡的動作可以更清楚地表達，喚起注意力，喚起更深層的信任。最先變得明顯的是身體動作的重複，隨著時間過去，接著便是感知和情緒的覺察。

在一個可信賴的外在觀照者面前動作，因為她的重視、追蹤著動作，動者的內在觀者因而覺醒，邀請動者進入意識發展的旋渦。當她能熟練地注意動作的細節及動作庫的序列，並為之命名，那麼她正在經驗動中自我和內在觀者的關係。這一會兒，她與內在對話的經驗開始取代原本的混沌狀態（merged state）。

動者每週都會來這裡，沿著紅磚道，踏上兩步臺階，登上小平臺，進入我的工作室，沉浸於增強追蹤身體動作的能力。她動身體我觀照。她動我觀照。她動我觀照。時光流逝。

我聽到動者的腳步聲。我看到她在鴿舍前停步，看著三隻白鴿。她進門並將鞋留在門邊，並說看到坐墊前、矮桌上的那束紅色嬰粟花，真令人高興。她釐清了經驗，願意繼續這個練習。當我們準備開始時，我提醒她，根據第一次動作時間的長度，可能會有兩、三次動身體和對話的機會。我繼續說下去，提供新的指導。

當你再次踏入空，持續覺察身體正在做什麼，也將動作中

感知的覺察納入。使用你的身體姿態地圖做為基礎參照，試著將注意力引領向內在經驗的接收：當你動身體時聽到什麼？閉著眼睛看到什麼？聞到什麼？皮膚感覺到什麼？肌肉動覺的經驗如何？在如此獨特的區分方法之下，除了情緒或想法，存在廣袤感知世界裡的所有東西都可以被了解。

感知走在情緒之前，告訴我們真確的情緒經驗，但我們通常並未察覺到這微妙的區別。例如，我是動者，我的心跳加速、我的呼吸變得短淺、手心冒汗。因為這些感知的經驗，我知道我在害怕。當你有所感知，重要的不在於你是否保留這個感知，抑或透過動作、聲音表達出來；你的意向選擇才是重點。你在發展覺察自身的時間關係，以開啟感知的意識經驗，才是重點。

身為你的觀照者，我說出了你的身體動作，就算一開始你沒有提到。這是因為我能客觀看到的，就是你的身體動作。我看到你走向石缽。我看到你跪下來前後搖晃。我相信，說出我看到的身體動作，不會侵犯你的界線。但現在我們的工作包含感知的追蹤，如果你尚未說出你的感知，我不想說出觀照中自己的感知經驗，那可能使你的內在經驗變得複雜或令人困惑。我渴望盡可能地貼近你的經驗；當你說出與動作有關的感知，而且我的經驗與你的經驗似乎產生共鳴之時，我才會提供我的經驗。

我看到動者離開她的坐墊，朝向地毯邊緣匐伏前進，披肩拖在她的身後。在特別的光線照射下，這個高大寬廣的空間在我們面前顯現。她停下來，回頭、眼神越過肩膀看著我，然後閉上雙眼。現在她站起來並走在木頭地板上。

她的內在觀者：

> 我感覺
> 一條新的道路
> 新的空間
> 於內在展開
> 但出奇地熟悉
> 我就是我。
> 現在停留在這裡
> 我必須專注
> 當我走動
> 行進間時我憶起
> 我孩子的第一步
> 就像我現在這般，跟蹌蹣跚。
> 我會想像他在石缽裡
> 看他玩耍
> 安全地被包容
> 而現在我可以在這裡。
> 跟蹌、搖晃

我更靠近自己了。
我記得
一條舊的道路
在新的空間
於內在展開
出奇地熟悉
我就是我。

　　我是現在說話的觀者，已經過了十分鐘。這是將你的經驗作個結束的時候了。慢慢來，依你所需的時間來轉換。

　　我們眼神接觸之後，動者回到她的坐墊，我建議她簡短地為動作庫群命名；然後回到每一個動作庫，說出浮現在她感知世界裡的種種。

　　在第一個動作庫裡，我進入這空間，一直繞著它走。在第二個動作庫裡，我在石缽所在的地板處——搖擺更多。在第三個動作庫裡，我還是在石缽所在處，但在這裡我經驗到很多感覺，或許我想試著說出來。

　　回到第一個動作庫：我在溫暖的地毯邊跪下來，回頭看你。我注意到你眼睛的顏色。我閉上雙眼，站起來，走入空間裡。我聽到外面的鴿子咕咕叫。地板對赤腳的我來說很冷。我就沿著逆時針的方向繞圈。我需要走走。我現

在想，對我而言，「需要走走」是感官感受或情緒呢？

我晃向左、晃向右，試圖在閉著眼睛的時候找到某種平衡。我全身都很冷，就將披肩緊緊地裹住肩膀。我感覺到披肩的柔軟，特別在脖子周圍。好冷。我好冷。第一個動作庫是關於「走動」和「感覺寒冷」。

第二個動作庫：這一次，我沒有從石缽旁走過去。我停了下來。我拉下披肩，握在右手中，外面的鴿子很安靜。我聽到披肩輕柔地落在地板上。我重新面向房間，右肩向地板墜落。在這裡的我是軟弱的，耽於感官的。我在下沉。膝蓋朝向地板，彎曲為蜷伏的姿勢。我開始搖擺，前後、前後、前後。當我往後倒向後腳跟時，聽到自己的呼氣愈來愈大聲。我覺得呼出的空氣真切地溫暖了我的整個胸膛。我搖擺又搖擺，整個身體再次暖了起來。在我旁邊的石缽一直是冷的，而我正逐漸熱起來。

第三個動作庫在我搖擺結束後開始。我不記得我是如何向右側蜷曲的。現在我記得聞到一陣紫丁香的氣息，就在窗外的長牆盡頭。或許在相同的時刻，我短暫地看到嬰兒睡在小床裡的影像。我感覺餓了。我感覺到拇指擠壓嘴邊臉頰的觸壓感。

我張開雙眼，來到潛意識的時空（subliminal space），存在於動與不動之間的時空。我從地板這個位置看你。當我們眼神相遇，我的肚子一陣緊縮。就在我們說話的這當口，我仍有一點這種感覺。躺在那裡、紫丁香的味道、嬰孩的影像、我的拇指、我們的眼神交會、心神不寧……也許那是一種情緒？此刻我的神經很不平靜——嗡嗡作響。這是最後一個動作庫。

當動者找到語言描述她的工作時，便不需要再走一次動作路徑。我聽著她在坐墊上說話時，注意到她的手部動作和話語是同步的，像是互相形塑、闡明彼此。她說話時，有時候張開雙眼，有時閉上眼睛，努力貼近她的經驗。現在我提供我的觀照：

在你第一個動作庫的開始，我的眼神在這裡與你的內在相遇。我也聽到外面的鴿子咕咕叫。你走在木頭地板上，我從側面看到你閉上眼睛。我看到你用披肩裹住自己，我也覺得冷，從身後拿起自己的披肩圍上肩頭。就在你抵達石缽時，我看到你右腳跟提起踏入最後一步。我聽到一隻鴿子大聲振翅起飛。

現在，在石缽旁，你的第二個動作庫，我看到你放下披肩。披肩緩緩落下，像是慢動作。我也注意到鴿子的咕咕聲消失了。時間慢了下來。我轉向內心。你轉身，面向室內，降下身體、雙手雙膝著地。我看到你前後搖擺，腳趾蜷縮在腳底下。我看你搖擺、搖

擺、又搖擺。我領會,輕柔的看見,一個小小孩的樣子,或許是個小嬰兒。

在你搖擺之後,身體向右蜷曲之前,我記得看到你背朝下仰躺在地上。就在此時,我確切地察覺到這房間的沉靜;那時我看到你左手直直舉起向上,伸展手腕。手向上推,越過石缽的曲線。我看到你的手懸宕、遲滯,懸在「空」中。現在我看到你的手腕突然用力逆衝向上,然後將手臂拉回身側。

對了。我忘記說了。這就好像是我的手被舉起來、被挪動。我的手腕發熱,微微顫動。我無法把這描述形容得很好……突然在這一瞬間,所有的時間、空間都存在。在這裡,我是完整的。

是啊,我深深了解,要找到方法述說這種經驗不容易。不久,我看到你雙腿彎曲向上,身體向右蜷曲,拇指靠近嘴巴,我想到嬰兒的樣子。我覺察到我的頭向左傾斜,歪著頭看你,這樣你張開眼睛看到我時,我們會在相同的水平視線上。

「專注」(concentration)是動者訓練中的必經磨練。盡量記

得停留在當下，觀照自己的動作，並注意愈來愈多隨之而來的種種，這是極具挑戰性的工作。增加動作姿勢的語言接合，例如「搖擺」時，要問的是動者從無意識存有與她的經驗融合之中釋放了什麼。「我的手在哪裡？它們如何放在地板上？我的手指是張開的嗎？我的頭是垂下的還是抬起的？我的聲音和呼吸質感如何？脊椎拱起或是挺直？」在這過程中，動者的「內在觀者」與「動中自我」發展出對話關係。動者觀看自己的「動」，並注意自我內在經驗與什麼動作相關聯。

增進口語接合同時，一連串的姿態序列也在發展。雖然動者的操練每次出現的動作有同有異，但初習動者和觀照者的經驗時，我會選擇述說相同的、會重複出現的動作序列；這麼一來會讓每個姿態明顯地在動中身體得到延展以及發展覺識。沒有任何動作是單獨存在的。每一序列姿態的每個面向均同等重要，特別是這個動作已經成為規律模式。就像這位女士的搖擺（rock），她讓披肩向地面落下後，也跟著落下接著搖擺；她側躺，手伸入空缽，接著的也是搖擺。

口語結合姿勢序列的演變能夠澄清並導入動作庫群的形成。動作庫群相互依存，每一組必然與其他組的動作有所關聯。有時候初始動作庫的動作像暖身，像是一種預備工作或是周邊能量（peripheral energy）的卸除。在這之後才會進入深度專注，反映出信託的轉移，使得內在觀者朝向圓滿的臨在。深度專注之後將會跟隨著一個更寬廣的關注繼續發展，動作慢了下來，或對剛剛發生的動作進行分解，是一個回還之地、歇息之所。雖然這些有賴於觀照者的協助，卻唯有動者在一節或數節的工作之後，說出有序列的動作庫

群時，這些動作之間有意義的關係才會存在。

在動者面前，觀照者深入傾聽自身經驗，可以協助動者組織她的經驗地圖。觀照者不僅可以協助動者澄清疑惑，就像前述我做的：當時動者說她不記得如何成為蜷曲側躺的姿勢，但是她可以清楚表達、更加覺察自己如何達成或跳脫出某種身體動作，增強自我的覺察練習。

隨著動者和外在觀照者之間的關係持續發展，動中自我和內在觀照者之間的關係亦在增長。動者的修練更多呈現，未解決的或是無意識的現象變得可以知曉、在身體裡能感受得到。這種種真相通常是在孩童時期或成人初期沒有受到足夠安全的觀照，所以使他們無法進入意識發展的整合之中。

動者愈能覺察她的外在觀照者時，也更深入自己的感官知覺之中。她開始經驗到觀照者本身就是這個過程與生俱來的一部分。她打開、進入與觀照者的關係，正如打開、面對現象經驗與本就複雜的經驗——關於投射、評斷以及詮釋觀照者的在場和語詞。動者可能會以正面或負面的方式，經驗到觀照者像是父母、兄弟姊妹、配偶或朋友。

動者覺察到在自己和觀照者之間，保持多少實際的距離是必需的、安全的或正確的，這會成為過程中的要素。有好幾次，動者會選擇靠近或遠離她的觀照者。動者可要求觀照者靠近或遠離。動者和觀者可以一起摸索，接觸是否適當或舒服。慢慢地，經過一段時間，動者和觀照者建造出一個容器，可以理解為關係本身，動者工作中、觀照者工作中，以及在兩者的關係之中，所有可見與看不見的，都承載於其中。

在這種工作方法之下,「被感動」(being moved)的神祕經驗變得明顯。神祕的感知有時候被視爲能量現象的前兆,或者是現象本身。充滿能量的現象創造出超個人(transpersonal)經驗——這並非源自人格特質,而應被理解爲基因碼的組合和個人歷史共同影響的結果。這個動者了解,當她的動中自我和內在觀者合而爲一時,她經驗到自我人格密度變得稀薄,就像當她的手伸入「空」石缽的時刻:「突然之間,須彌芥子、宇宙時空都在這一瞬間。在這裡,我是完整的。」不同於其他的經驗,她在那些經驗裡,內在觀者不是和感知融合、就是和感知對話。現在,她的內在觀者完全在場,也直接地經驗到和動中自我合而爲一的狀態。

雖然她忘記了這個片刻,或是選擇不爲這個片段命名;但是,基於兩個原因我爲它命名。第一,這是我們創造出來的部分身體動作地圖。第二,我說出來,因爲我看重這個動作,一如她的動作序列中的其他動作。有時候動者不會說出這樣充滿能量現象的經驗,因爲他們不確定別人是否接受或相信。通常,他們自己也懷疑這樣難以言喩的經驗。「懷疑」讓分享這種經驗的想望受到挑戰。

心靈的增長,與生理和情緒一樣,都具有發展性。在這時候,動者練習初期之目的是建立基礎與強化內在觀者。這樣做的用意,不只是建造一個合適的、夠安全的容器,來承載個人歷史中懸而未決的面向,也讓一個人可以承載超個人經驗,在意識中具體化。要安全接收動能現象(energetic phenomena)全然的祝福,具有足夠健康的內在觀者「在場」是不可缺的。經驗到的神祕現象,只有當意識發展才得以具體展現;具體展現是因爲動者的內在觀者覺察到自己的身體動作及其伴隨的內在現象。

當我在工作室門外的露臺迎接動者，突然間，風吹動遠方果園裡柿子樹和蘋果樹的枝葉。她坐在長椅上，脫掉鞋子，向天上盤旋的老鷹打招呼。現在進入室內，我們一同靜靜地坐在矮桌旁，爲進行工作做準備。

　　　今天當你結束動作回來時，依照動作庫群的順序爲身體動作命名、按你的意願爲動中伴隨的感知命名，最後訴說你的情感經驗，以簡短地爲你的工作奠基。下個步驟，邀請你邁向內在生命的全然覺察。如果在此之前你沒有回來，我會在十五分鐘後叫喚你回來。

　　覺察這空無的空間，不知即將發生什麼並信任我們的關係和這個形式，將承接浮現的種種。我看到動者轉向她左邊，她看著我，然後轉過去一點點，注視著窗邊椅子上的植物，紅色的葉片吸飽了陽光。再轉向右邊，現在她看著身後的燈、時鐘，和我桌上一個小石像，一個將自己遮蔽的女人石雕。現在她看到腳邊右側地上的枕頭，眼神穿越房間、朝上望向石缽上的小窗。在她閉上眼睛之前，我看見她凝視這個明亮的窗戶一段時間。

　　她的內在觀者：

我渴望被看見
就是這樣的我
完全的我。

我害怕
被看見
完全的我
我的陰暗
我的光明。

我害怕自己的
瘋狂
混亂
我害怕爆發
的狂怒
我害怕痛苦的深淵
絕望的深淵。

我害怕
感覺這一切
我也害怕
你看到我
開啟
我自身的疑懼。

現在我較常

抵達

內在的邊緣

知道我是靠近的

有些事我一定要知道

但我無法停留。

就在我喚回動者之前，她張開雙眼，在石缽前面的位置，與我眼神交會一段時間。回到坐墊，她開始述說。

第一個動作庫是焦慮。第二個動作庫是挫折和害怕，當我在石缽那兒，磨擦的動作變成不斷重擊，然後是搖擺。我側躺時是第三個動作庫，那時我與你眼神交會，我的內在與你連結，令我感到舒服。

現在我回到前面的工作做些補充。我回望你，當我閉上眼睛時，感覺如此不安。我將自己投入這空間，我的頭垂向胸前，將我拉進空。半跑半跳的，我就這樣落下，進入環繞我的空間。我察覺鴿子的叫聲不見了。我在靠近石缽處嘎然停止，幾乎閉著眼向它走近三步，我拉緊裹在自己身上的披肩，不是因為冷，是因為我很焦慮。站在這裡，我突然抬起頭，張開雙眼、轉頭望向你幾秒鐘。現在我閉上雙眼，頭再次垂下，沒入我的披肩，沒入我的疑惑，懷疑自己，懷疑這個工作。

鬆開手，我卸下披肩丟在靠近石缽的地板上，大聲吐氣。我聽到披肩落地，手和膝蓋隨之落下，抓住披肩，開始用它擦拭地板。乾淨了。準備好了。我讓這個空間潔淨了。

　　擦拭轉為敲打。我的手臂和手掌緊繃。敲打地板的同時我大喊出聲。感覺無法忍受地，厭惡自己，我大叫、搖擺。我有一整個房間可以在其中移動，做任何我想做的事，而所有我做的事卻都是一樣的、不斷重複：搖擺、搖擺、搖擺。我被這束縛、被這個專橫的動作嚇到了。

　　突然，在短暫的瞬間，我是一個完整的存在，不覺得有任何部位的分離或特別的感知。我是個被嚇壞、身體不停搖晃的嬰兒，用力把手腕壓入地板，向後撞到我的腳跟。我停下來了。

　　我再次側身，在你叫喚我之前張開雙眼，因為我需要看到你的眼。我側身躺在那邊，背對石缽，尋找你，尋找我。當我們眼神相遇，一股突發的感覺，想要爬上你的膝蓋的感覺，使我感到訝異。我開始思量這個渴望，邏輯思考泛濫心智，像是我要怎樣穿過空間？這種行為會被容許嗎？還有，如果我真的爬到你膝蓋上，又會怎樣？慢慢地，我明瞭這激動、驟變的時刻已經過去，我只是躺在這裡，在石缽旁邊，凝望你的眼，放鬆，舒適。

動者述說時，我聆聽著，內在感到一股溫暖，我們之間有一股暖流，就在這一瞬間，我們再次如此明確地凝視彼此的眼。我提供觀照。

當你閉上眼睛，頭朝前地，將你自己投入這個空間，我再次沐浴在對你的感激中，感激你信任我，在這個練習裡，讓我在此觀照你。

你朝向石缽走了三步，看著你的腳底，一步接一步，我感到脆弱。當我看到你站在那裡，看進我的雙眼，我信任你。聽到你呼氣，我放心了。我看到你拋下披肩，然後也把自己拋到地板上，現在我聽到你大叫。我聽到你了。我聽到你仍在大叫，感覺你大叫的聲音重重地打在我的肚子上。我看到你在擦拭著什麼。我的肚子一陣痙攣。我看到你搖擺、搖擺再搖擺，壓著手腕，將它們壓入地板。我看到一個嬰兒在搖擺。

我瞇著眼睛看你，彷彿你很小，感覺沒有人在你身邊。而你充滿了整個空間。我看到你很安全地在那裡，我覺得有希望，進入那召喚之地。我不害怕。我信任你的內在觀者會安全地引導你。你張開眼睛，側身蜷曲，看著我，我溫柔滿溢，彷若正抱著你。

這位動者正在學習選擇是否臣服於一股脈動。一旦繼續下去，有時候她可以選擇停留久一點。這些常常是透過直覺而做的抉擇。當動者敏銳地識別身體動作、感知、情緒和想法時，直覺經驗浮上表面，成為主動的引導者。她學習以反覆衝動帶來的不耐煩為榮，尊重自己的恐懼，最後她學會以直覺為一種榮耀。是時候了，把自己交託予這個整體（gestalt）[8] 更為全面的具體化，因為她必須如此。除此之外還能做什麼呢？

　　觀照者可以模塑直觀之知的經驗，就像我在第三個動作庫這個回合操練中所做的，當我說沒有感知到或沒看到任何人靠近動者，我的空間感知也經驗到了改變──「你充滿了整個空間。」在這個過程裡，為了更清楚明瞭我們確切的經驗為何，我們都愈來愈仔細聆聽口語表達的細微之處。我們從感知辨識身體動作，從情緒辨識感知，從思想辨識記憶，從直覺辨識想法。我們分類、區分每個時刻、每個姿勢、每個詞彙、每個渴望、每個恐懼。我們相信必然會發現一種內在秩序、一個自然生成的整體。

　　步入語言且來自具體表現的直接話語，鼓勵改變舊有的說話方式。因為習慣──有時很有智慧、有時令人惱怒，頑固地橫阻在我們與經驗之間。對一位動者而言，下面幾句的描述相當不一樣：「我的故事關於做一個嬰兒，我想像我是一個嬰兒，我想到一個嬰

---

8 譯註：「完形」是一個整體，強調人為感知、形質、經驗和記憶等的總和。

兒，我感覺像個嬰兒，我必須看起來像一個嬰兒。」以及「我是一個嬰兒。」而對觀照者來說，「我想像一個嬰兒在擺動」和「我看到一個嬰兒在擺動」有很大的不同。想像可以啟始於概念世界。當想像具體化，演變成直接知曉，此時已經可以知道，自我如一（self as one）的經驗被改變了。這些區辨應該獲得洞察，應該得到更貼近主體真實的語詞文字。一個趨近完美的召喚變得明顯。一個將有意識的說話方式轉化進入日常生活的召喚，急切地變為清晰。

在這個過程中的這個時期，動者描述每個姿勢的細節、何時發生的、在這個室內的哪裡發生的，她感覺、想到、知道了些什麼，這種想報告所有事的欲望及需求會漸漸增加；就好像分分秒秒聽到內在有個懇切的請求，等著被知曉、等著被命名。當這種狀況發生時，觀者藉著傾聽、參與動者經過深思熟慮而標誌的細節，來確認她的渴望，是最重要的。這個由動者和觀者持續注意發生的細節，支持與強化了對話關係的發展；這個關係不只存在她自己和外在觀者之間，也存在她的動中自我和內在觀者之間。

為細節命名揭露了「重複」的自然發生，「重複」是身體智慧的核心力量，成長的必然現象。雖然在這幾次的動作系列中到處可見新的動作，動作模式卻重複得愈來愈多。模式本身的重複——「我做的事都是一樣的、不斷重複」——和每個模式內重複的動作——「搖擺、搖擺、搖擺」——反映了埋藏在生理組織下的經驗。這些模式在早期生命中被編織進神經系統，因為絕佳的理由無意識地被創造出來，然後變成為習慣。在成長課題中，它們變得愈來愈沒用處，最後甚至干擾了好好活在當下的能力。

觀照者／老師引導動者回想在說話模式中重複的動作，此時她

簡短地重複特定詞彙以強調觀照經驗——「我聽到你大叫。我聽到你了。我聽到你仍在大叫。」說話的節奏、語調改變、語氣，在動作經驗本身非常重要，可以為說話經驗注入更多真實，使之更加清楚。

我們繼續見面。今天清晨來自海洋的霧使勁地翻騰，填滿環繞我們的山頭和溪谷。當我點亮蠟燭迎接動者時，覺得被霧暖暖地包覆。她遲到了一會兒，白披肩圍繞的她說想立刻開始動作。開始動作之前我提醒她，隨著動作時間增加，決定何時結束動作的人是她。不過礙於時間因素，如果一定時間後她仍在動作，我會叫喚她回來，如此才有足夠的時間讓我們針對經驗對話。現在她衝入空無，奔跑，在空間裡繞圈圈。突然，她停了下來，與我眼神相會，走向石缽，然後閉上雙眼。

她的內在觀者：

我渴望
被
無條件地愛著
我害怕
這樣的渴望
因為我不值得

我渴求光明

卻不斷地來到

黑暗境地

在我的生命歷程中

當我移動時

失去時間的軌跡。

強而有力的經驗

發生了，然而

接下來

我找不到

適合的字眼來訴說。

我不知道。

我不知道。

　　二十分鐘過去了。我呼喊她的名字，同時告訴她，是時候將自己的經驗帶回作結束了；也提醒她慢慢來，用自己需要的時間進行轉換，當她準備好，她開始說話。

　　　除了最後面，這整段的時間只有一個動作庫——害怕。我知道此時我的內心一個特別的感受，像是有根針接連著、快速地戳刺般疼痛。我還知道它在我的腹部，往下走，痛苦在裂開的空無中被切成碎片。甚至在閉上眼睛之前，我就害怕了。我拖著僵硬的身體繼續，下巴拉向頸部

縮緊，肩膀緊繃聳起。短暫停留一會兒，我走向石缽。我看到你的眼睛。我閉上雙眼，臉覺得緊繃。呼吸沉重。我將披肩丟在地上，跟著它，彷彿我進入另一個世界。我的手和膝蓋在地上，手腕用力地壓進地板。我的背拱起，以腳跟支撐向後搖擺，又用手腕壓地向前晃；我壓著的手腕，被拉下、被束縛。搖擺又搖擺、搖擺又搖擺，我重複著相同的、完全一樣的動作，真的是完完全全一樣的動作，我立刻知道我並沒有做「對」。

圍繞著我的時間和空間消失了，我好像被鎖進這種特別的感知中，完全填滿一處延長、狹窄、危險的地方。我只是神經的末梢。沒有其他東西是我知道的。我就只是這個。我在叫喊，我在搖擺。搖擺，我在大叫。我在這裡。我在這裡。

在我意念知曉之前，恐懼已灼燒我全身，我的身體卻直接知道了，我屈服。儘管身處在未知的恐懼裡，但我知道你在這裡，這就好像……雖然我覺得害怕，還是下來了，感覺像在玩命。在這一瞬間我臣服了，而且允許自己真正變成那個棄嬰，那個被束縛的嬰兒，飢餓、想吃。我是那醫院裡的嬰兒。我曉得嬰兒床的柵欄。我哭叫著找媽媽。我大聲叫她。大聲、大聲地叫她，直到精疲力盡。當我張開眼睛，你就在這裡，坐在我旁邊靠近石缽的地方。謝謝你。我需要你在我身旁。我筋疲力竭，而感到舒緩。

現在告訴你這些，我感到我的腿、我的胃、我的手臂和手掌、我的下巴有輕微的震動。我似乎全身顫抖，但並不冷。有些東西不見了。我可以感覺到內在空出來一個新的空間。

坐在動者旁的地板上，我覺察到我也精疲力竭並且深深放鬆。我開口說話，充滿愛與感激。

我看到你搖擺、搖擺、又搖擺。我聽到你大聲、大聲地呼喊。我進入並通過一條狹窄的通道，當我看到你，當我看到一個嬰兒的時候，我進入並通過一條狹窄的通道，開啟了充滿恐怖、被遺棄的時刻。我起身走向你，因為我想要在你身邊。我相信你，你的時間選擇，你的存在。我愛這個嬰兒。

有幾次，雖然次數很少，身為觀照者，我直覺地選擇更靠近動者，我的在場讓圍繞著她的空間進入一個較小的圈圈，更涵容、更個人。在這裡我走向她是因為這些理由，還有就是單純地想陪伴一個如此痛苦的人。

在真實動作的修練裡，動者可以和原有的創傷一起工作，因為內在觀者的發展和外在觀者的在場有關。創傷發生在神經系統，這是身體對衝擊的直接經驗，衝擊威脅了身體或心理的健全，產生了

無助的經驗，如果創傷發生在嬰兒期或童年初期，因為沒有內在觀者，所以除非以身體覺察為基礎工作，不然無法喚起衝擊發生的經過。

　　就算創傷發生時一個人的年紀夠大，已經有內在觀者的經驗，但通常這個內在觀者無法和創傷維持意識關係，因為在經驗中他受到打擊、完全被創傷淹沒了。內在觀者逃跑了、蒸發了，原因很明顯──為了生存。身體的細胞知道、記得創傷；但在創傷發生當下，內在觀者不在也不夠強壯，身體知道的無法被記得。身體和內在觀者的經驗可能是強烈的。發生這種情況，有時候對某些人來說，身體可能變成一個威脅，這個容器盛裝了無意識、未表達的黑暗與驚恐。

　　兩兩成組（dyadic format）的工作在真實動作的修練中是極優的形式，因為它的親密和安全感，對個體來說是很好的，就像這個為創傷所苦的動者，因為嬰兒與養育者的關係或是缺乏與養育者的關係，這兩種狀態都會捲入關係發展中。當再次進入這樣的素材時，只要一個他者，一個觀照者，就已經足夠。有其他動者和多位觀者的團體可能太讓人無法招架，不只是對動者而言，對團體中其他人也是。

　　發展動作知識和心理學是重要的，幫助觀照者有能力看出動者的工作發展到哪個階段。我可以看到這個動者的姿勢、聲音與生命最初的十八個月有所關聯：她的拇指一再靠近嘴巴、持續搖擺、向腳跟搖擺的方式、拱起的背、她哭泣的特質。在這個情境裡，動者覺察到她的拇指靠近嘴巴、她的搖擺，還有一個小嬰兒的形象。對我們兩人來說這變得顯而易見，在這些動作中流轉著情感性，她是

在前語言期（preverbal）的時間裡工作。

之前受縛的、深埋的創傷要安全地浮現在意識裡，兩個緊密聯繫的真實不可或缺：一個夠強壯的內在觀者，和一個慈悲、夠強壯的外在觀者。如果兩者都不在場，再次進入感知和情緒的可怕經驗，可能會使一個人再度受到創傷。夠強壯的內在觀者意指這個人可以追蹤動作和內在經驗，即使完全沒入其中。她的內在觀者也得有能力調節她的動作經驗。藉由觀照者的幫忙，她要學習如何安撫自己、使自己平靜下來，讓自己不要太快地被太多感覺淹沒。

像這樣內在觀者的增強和強健的外在觀者直接相關，只有當現場中有足夠好的外在觀者才會發生。當痛苦發生在原初的創傷時，通常不可能停留在與另一個人的關係裡，因為另一個人可能也是無助的受害者，或無助的觀照者。當痛苦是由另一個人施加，要停留在關係中以面對當下無意識的絕對黑暗，這幾乎是不可能的。真實動作的修練中，另一個人也就是外在觀者的在場，則能夠提供原本創傷中所缺乏的意識觀照（conscious witness）。

面對現場如此深沉的痛苦，觀照者必須能要保持意識，而非與動者的經驗融合。她必須要能讓自身保持抽離分開（separate）的狀態，因為對話經驗通常能讓人感同身受，充滿她自己的感知和情緒。當這種情況發生時，她得學到保留自己的經驗，以彰顯和保護動者的界線和時間感，如此一來，是開放接納動者的渴望，渴求讓關係中的痛苦能經驗慈悲的在場。這樣的臨在能為動者所經驗，認體認到這個在場的人想要看到真實，可以承受看到真實。

對動者來說，當時間點正確，她再次經歷舊有創傷，再次感到被拋棄的痛苦。這個經驗不再被否認、重整或阻擋。當動者的工作

充滿強烈感知以及情緒能量時，往往也與其個人歷史相關，這個經歷會進入一個特別之地，一個沒有周圍環繞沒有外圍的地方。這位動者說：「周圍的時空消失，我被禁錮在這個特別的感覺裡，有一個狹長的地方剛好容得下我。」

　　這不是為了改變結果，而是再次安全地進入她自己的真實，解放束縛的能量進入意識的形成（emerging consciousness），因而在神經系統自身創造一個轉移，進而產生改變及療癒。傷痕永遠無法完全消弭癒合，或許正因為過去的經驗，傷痕也神奇地保護著正在生成的我們。這樣方式的工作，不需要試圖在重大的過去尋找意義，因為自發的洞察（spontaneous insight）通常會應時發生。繼續追蹤經驗，對當下的發生保持意識，自動預備、開啟心靈朝向新的認識途徑；這個新的認識之路出現在動者和她自己的關係裡面、在動者和觀者的關係裡，也在自然時序、生理時鐘之中。弔詭的是，變得更加有覺識──新的認識方式──意謂舊的認識方式也隨之而去。「失去」是不可避免的。「有些東西不見了。我可以感覺到裡面空出來一個新的空間。」深度進入、透過本然的動作模式，以此方式自動地擴展所有的動作目錄。

　　當動者經驗到她的外在觀者發展出慈悲之心，這對她才有可能轉變，她能將自身經驗的痛苦轉為憐惜，因而她也能在與別人的關係中帶給他人更多的慈愛。在教導修練中，在外在觀者的在場之下，當動者逐漸能夠看見自己並且接受她就是自身，她便能準備去經驗另一位動者的存在，和另一位動者分享這個空間。

動中觀者

　　然後我們的王對她說：「把你的手倚在我的手，
把你的腳倚在我的腳，把你的胸膛倚靠在我的胸膛，
如此明智之舉，給我很大的幫助，緩減我的痛苦。」

———歐柏威瑪的露卡迪絲
（Lukardis of Oberweimar）[9]

　　所有我們學習關於觀照者的意識，都源自身為動者的經驗。在
這種「動者－觀照者」的形式結構裡，兩者之間最自然的橋樑即為
「動中觀者」。當觀照者／老師和兩位不同的動者達成共識，贊同
彼此的內在觀者足夠強壯時，此時，在外在觀照者在場的狀況下，
他們同時移入「空」間（empty space），成為彼此的「動中觀者」
（moving witness）。雖然動者是閉上雙眼的，卻能感受到有另一個
人在場，這讓每位動者互為她人眼盲卻心明的重要觀者。

9　譯註：歐柏威瑪的露卡迪絲（c. 1276-1309）是十三世紀晚期、十四世紀早期
　　德國地區的教會修女，十二歲進入德國威瑪（Weimar）附近歐柏威瑪的奇斯
　　特其安修道院（the Cistercian convent of Oberweimar）。身上出現過聖傷（stig-
　　mata），但不確定是神蹟或自我懲罰的結果。參見《歐柏威瑪的露卡迪絲修女
　　生平》（*Lukardis of Oberweimar*），作者佚名，出自《聖徒生平選集》第 18
　　卷，1899，頁 314。

這兩位動者進入到彼此的動者意識之間有一種可能性的關係。相互來說，「他者」不再只是一如預期地坐定，並在動作空間的邊緣保持靜默的觀照者。這個「他者」就在這裡，想要在她內在深處聆聽更多，同時保持與同一空間中另一位動者的某種覺察。

雖然說在同一空間裡，這兩個動者不可避免地會有接觸，通常另一人的聲音是第一個覺受訊號（felt signs），確實感覺有他人的在場。一個動者的聲音可能飽滿、侵略、支持、舒緩、驚嚇，或讓動者卸除防衛。當聲音出現時，動者可能接受它，也可能搗上耳朵或遠離以拒絕它，也或許她會藉由重複移動先接近接著遠離聲音來源，具體呈現其矛盾和猶豫。因為事實上不可能聽不到聲音，不管是正向或負面的經驗，每一種聲音都有影響其他動者工作的顯著與潛在可能性。

動者們可能試圖尋找彼此，進行身體接觸，或者他們會不由自主地發現接觸。當接觸發生時，動者可以選擇體現她經驗的渴望，或者藉著移動遠離清楚地拒絕。她也可以體現她的矛盾和猶豫，一下子遠離接觸，然後又接近它。在這裡的洞察練習可以活化每個動者的工作，不管這相遇是滋養的、是受歡迎的祝福、是充滿挑戰，或是分裂的。和另一個人相遇的時刻，在動者工作中會成為關鍵的轉捩點。

任何一位動者如果做出大的、突然或快速的動作，為了即刻保護自己和其他動者，在彼此信任的現場，需要一個張開眼睛的承諾。當兩位動者同一時間在地板上，他們就在彼此單純的關係中，不論他們是否聽到或碰觸到對方，亦不論他們是否在結束後會述及。這表層下的隱蔽聯結變得神祕而且令人注目，在動者之間創造

了一個非常特別的鏈結。有時候，只因為另一位動者在場而發生，
卻好像為每個動者而單獨發生似的。

　　就是這裡，這個形式演變的初期，動者直接撞進一個熟悉又深
入的人類挑戰，其將持續在這個練習中深化：具體的緊張存在兩者
之間，一是她想和自己保持意識關係的渴望，再者是想要和另一個
人保持意識關係的渴望。

　　黃昏時分，我迎接圍著白披肩的女士，和另一位留著灰長髮的
女士，她們在我的觀照下都有個別動者的深入經驗。我們在靠近矮
桌旁的地上就定位，開始第一次的三人一組練習。動者眼神接觸彼
此，也和我照會後，長髮的那位動者，在動作之前側躺在地毯邊
緣，左手擺盪到空間裡。

　　她的內在觀者：

　　　　我保護自己
　　　　用頭髮
　　　　包裹住
　　　　我的臉，
　　　　當我滾進去
　　　　思量著
　　　　有你在這兒

將會是什麼樣子。

我不是獨自一人
在這空無裡，
我聽見你
我感覺你的存在。
我聽見你
呼吸著。

這空間感覺
如此地小
無處
躲藏
避不開我自己
避不開我的害怕
怕遇見你。

我要怎麼辦
如果你碰觸我？
我如何
不透過語言
讓你知道？

我不想

傷害你的感覺。
我害怕
被碰觸
在這容易受傷的
地方
看不到的
未知的地方。

我還沒準備好。
我必須做我自己的
工作。

圍著白披肩的動者向後步入空間，她的右腿在身後往外伸直，腳趾向內轉，後腳跟突然著地，快速地落在地板上。我看到她雙手掌心壓在心上，頭垂向左側，下巴微微上揚。

她的內在觀者：

我不是獨自一人
在這空無裡。
我聽見你。
我感覺你的存在，
我聽見你
呼吸著。

我聽見你的身體
在地板上移動
停頓
現在又再次移動。

我要如何告訴你
我想要接觸？
你既圓潤
且柔軟
對我的稜角
我的尖銳，
可想而知是舒適的。

我是否敢伸手
試圖去
找到
你？

　　留著灰頭髮的女士繼續滾動著，當腹部著地時，她將右膝朝向
臉頰往上拉；然後滾動背部轉向另一邊，現在她將左膝往上拉。

　　她的內在觀者：

　　我想像

我們的觀照者喜歡
你的輕盈
勝於我的緩慢沉落
在這地板上。

你的動作
快又直接。
我無精打采的滾動
相較之下
感覺更加沉重。
你靈活柔軟的身體是
我一直渴求的
那種。

我的身體
我圓潤而豐滿的身體
挑戰著我
挑戰著我
在我生命中的
每一天。

　　現在動者與她們的投射工作，不只對身為觀照者的我，也投向
她們彼此。我看到那位女士將白披肩牢牢地裹住臀部，就像穿著一
件裙子，向後繞著圈走，現在她向後走向石缽。灰長髮的女士非常

緩慢地滾入她身後的空間，滾進另一位動者雙腿旁。滾動，然後停住，我聽到她嘆氣，然後變得很靜默。

她的內在觀者：

> 你在這兒
> 在我的動作庫裡！
> 而我很害怕。
> 我不想
> 傷害你的感覺。
> 我不可以這樣做。
> 這樣我受不了
> 別碰我
> 在這容易受傷的
> 地方
> 看不到的
> 未知的地方。
>
> 我還沒準備好。
> 我必須離開。
> 我必須離開。

站在石缽旁邊的那位女士停止動作。我甚至感覺不到她的呼吸。她全身沒有一處在動。我看到淚水從她眼中流下。現在她慢慢

地屈膝，遲疑地向另一位動者伸出右手。她的手指探索著，落在動者的肩上。她在這輕拍了三下，此時另一位動者滾著離開進入空無裡。她獨自站著，膝蓋伸直，轉身直直朝向缽走，另一個空無的空間。

她的內在觀者：

我想停留
但這令人無法忍受
甚至無法想像
我在
強人所難。

你走開了
而我記得
從何處走
不知怎麼地
那啃蝕著我
在我的肚子裡
攪動並緊縮
被留下來
驚人地熟悉。

二十分鐘過去，我呼喊動者的名字，請她們將經驗做個結束。

我看見動者看著彼此，然後望向我。回到她們在地毯的坐墊上，我們開始述說。

　　當你的能力增強，去整合身體正在做什麼、動作庫的發生順序是什麼，並感覺到隨之而來的感知和情緒，更多的辨識機會也就出現了。在這漸增的清晰中，你擁有更多選擇權，可以選擇要將哪些姿勢、感知或情緒說得更詳細，而哪些是不需要說的，可能因為它還不夠成熟，說出來稍嫌太早，或者是它已經被整合了。

　　每個動者，在睜開眼睛的狀態下，簡短地為她們的動作庫群命名，特別是由身體動作形塑的動作庫，為彼此、也為我這個觀照者提供了一份簡單的身體地圖。現在動者各自選擇一個她們想要全然進入的地方。這一次，如同兩位動者的情況下，她們先選擇談論偶遇的經驗。我傾聽著。現在我選擇觀照每一個動者，回應她已述說的工作。我首先對留著灰長髮的女士說：

　　　　我看到你滾進空間裡。每一次當你腹部著地，身體攤平在橡木地板上，朝向臉部拉提膝蓋，我很滿足，感覺踏實有依靠，感覺我整個身軀就是一個整體。是的，當你滾進另一位動者的腿時，我覺得不安，不知道將會發生什麼。

我對圍著白披肩的女士說：

我看到你後退進入空間裡。當你的頭垂向一邊，肩膀和上半身隨著彎曲直到成為一個螺旋的圈，你的腳踩下，腳尖、腳跟，腳尖、腳跟。我被邀請朝向中心位置，卻總是落在你之後。我渴望著也準備好跟你一同去那裡。

我繼續對圍著白披肩的女士，述說接觸的時刻：

　　當你屈身以碰觸出現在你身後的另一位動者，我希望你有機會維持這個碰觸的經驗，想停留多久就停留多久。我感覺胸口有一陣暖流。

現在，關於同樣的時刻，我對著灰長髮的女士說：

　　當你被碰觸時，我睜大了眼。我不希望你停留在被碰觸的時刻超過你所想要的時間。就在這裡，我想到這個工作不是關於趨樂避苦。而是關於發現、接受、忍受我們自己的真實和他人的真實。

　　在這乾燥的季節，雛菊盛開且抽高，潔白地圍繞著露臺角落的水缽。暮色溜進茂盛的雛菊，滑入工作室。經過幾個月的共同工作之後，這兩位女士再次來到這裡。我點亮蠟燭，我們從眼神接觸開

始。現在動者站在地毯邊，然後走進去。

　　一如以往，當觀照的對象不只一人時，我發現自己不只觀照著每一個人，也觀照自己在兩人關係中我的經驗。什麼是連結呢？我看著這個人，再看看那個人，現在我看著兩者之間的空間。光、形狀和能量的質地創造了第三要素，在我面前迅速成形。我是否能同時和每位動者內在發生的，以及她們關係裡面發生的兩方保持著意識的關係。

　　在這二十五分鐘裡，空間被這兩位女士的動作填滿；當我呼喚她們的名字，請她們將經驗做個結束時，現在這空間又空了。她們彼此眼神交會，然後看著我的眼，接著回到各自的坐墊上。兩位動者皆依序命名個別的動作庫，接著選擇更詳細地描述她們工作中前面和中間的動作庫。灰色長髮的女士先說：

　　　　我筆直走進去，往左邊，朝向全是窗戶的那面牆。轉
　　　身，我走到對面的牆，然後再次轉身，回到房間對面。我
　　　躑步、嘆氣、雙手拍打側身。就在此處，回到對面那裡，
　　　這條路，那條路，我好沮喪、焦慮。我躑步，不知道往哪
　　　裡去，做什麼。

　　現在是圍著白披肩的女士說：

　　　　我走進去，拇指外緣放在頭頂上，我的手指張開向

上。我的手保持著張開，拇指往下按到額頭，再沿著鼻樑，穿過嘴唇和下巴的中線，標誌出我軀幹的中線。我慢慢地刻出這條線，將胸腔一分為二。不需要去懂，也沒有什麼意思，我就是需要這麼做。這個動作是正確的。一次又一次，我的拇指在這條中線上下來回，直到整個身體跟上，然後我坐下來。我雙腳交疊。

　　我的手向前推，伸直了手臂。我的手腕向前推、伸展，掌心向外。我在等待。我在等待。外部的動作停止，我變為只是我的手，聆聽著。我的肚子開始翻攪。淚水自眼中流下。我的頭從一側移動到另一側，從一側移動到另一側。「不。」我低語，「不」，彷彿微小的吶喊脫口而出。

灰色長髮的女士繼續：

　　我聽到另一個動者的低語，她微小的吶喊，她的呼吸快又急。我聽到她的哭喊。我聽到她的吶喊，她的低語，她的吶喊。向前、向後，向前、向後，[10]我的心裂開了，而我的欲望是想到她身邊。沒有思考，不是個重大決定。很單純的我就是來了。我坐在她身後。我們背靠著背，心背相連。愛流動著。

---

10 譯註：「向前、向後」是動作，也比喻內心的躊躇。

圍著白披肩的女士回應：

當透過我的手將黑暗向外推出去，我接收到你帶來的
光，充滿了我的背、我的正面，現在充滿了整個我。

關於她們所分享的部分，我給兩位動者各自獨特的觀照；現在
對於她們的動作關係，我提供自己的觀照經驗。首先，我對圍著白
披肩的女士說：

我看到你坐在房間的中間，雙腳交叉，你的大拇
指現在離開身體，伸到你前面的空間裡，停止，掌心
向外。

我微微轉身，對灰色長髮的女士說：

我看到你在地板上踱步，走到那裡，走到這裡，
踱著步，胡亂擺動著。

我繼續對兩位女士說：

期待升起，一種刺痛感在我的肩膀、手臂，在我
喉間，在我嘴邊。你們兩人之間的空間有承擔、罪惡
和電流。我注意力集中於其間。而現在，不知怎麼了，
看到你們背倚著背，慈悲滿溢我心。我被打開了。

動者繼續述說許多她們動作經驗的時刻，也接收許多觀照，直到離開的時間。她們走出門，進入因霧氣籠罩而早顯的寂靜氛圍中。我在門邊說再見，還可以聞到附近薰衣草的清新氣息，一種舒適的香味，一種感覺的舒緩。

　　時光流轉。這兩位女士來到這裡，一同抵達小徑，正好是傍晚鴿子返巢之際。兩隻狗兒跑來，迎接這兩位和鴿子打招呼的女士。動者們將包包和披肩放在進門右手邊窗戶旁的位子上；是時候開始了。灰髮女士今天將頭髮盤起，說她右肩很痛。我們三人眼神交會，兩位女士再次站在空間的邊緣，動身體四十分鐘之後回來，再一次眼神交會。

　　喝著熱茶，兩位女士標記出她們的動作庫群，然後開始對話。灰色長髮的女士先說，接著是圍著白披肩的女士。

　　〔長灰髮女士〕我的疼痛消失了。發生了什麼事？開始時，我立刻躺在地上背靠著地板，我想這是房間的中央。我的手臂在軀幹上方彎曲，手掌鬆軟地朝向胸口，手腕感覺刺痛。此時此地，在這個練習裡，我是如此脆弱、渺小，同時感覺氣惱，不想被這疼痛打擾。

　　〔白披肩女士〕自我站在缽的旁邊，右手臂以最大幅度甩向我的前方，精神奕奕地小聲哼唱。這樣的單手甩動

帶我進入那個空間，飛跑進了圓圈，臉朝外繞圈疾奔著。我想你在這圓圈裡。我唱得更大聲，感到生氣勃勃。

〔長灰髮女士〕我的右手在顫抖、顫抖，我聽到你就在我身邊，但怪得很，我並不覺得害怕。我在內心深處擁抱這個疼痛，這持續不斷佔據我的疼痛。

〔白披肩女士〕我的哼唱舞動引領我四肢著地，頭向下垂。我的手腳有韻律的舞動。我碰觸著地板，在這裡、那裡；突然間，我在這兒碰到了你的腿。

〔長灰髮女士〕我感到你的手在我腿上，就在我要坐起身的時候；我的手還在胸前，掌心向內，頭下垂。我歡迎你的碰觸。我伸出手，指尖和姆指碰觸到你的頭髮。很快的，我的頭緩慢滑進你的頸邊。這是個柔軟的地方。我很安全。喔，此處你支撐著我。我感覺你強而有力的手在我背上。我可以在這裡與你相會。

〔白披肩女士〕是的，我十分感激與你有這個連結，這些聲音在我腦中輕聲吟唱，這些韻律存在於我的腳、我的身體和我的手中。我的右手帶著愛，在你背上輕拍著節奏。

〔長灰髮女士〕此時我好高興，吸收了你的韻律，有

如無形的邀約請我動起來。現在一說我才明白，當我的動作變得真實，我和疼痛的關係也改變了。我真的忘了肩膀痛的事。

〔白披肩女士〕對，我也忘了它。在這結束的時候，我們互相幫助了對方，我起了玩心，歡快地跳著這節奏。你成為我的姊妹，我再次安心地和她在一起，在我們快樂的祕密基地跳舞、歡笑，一個逃離雙親痛苦的避難所。謝謝你，謝謝你。

當動者如此清楚且能觀照她們自己和對方，外在的觀照便是多餘的。在這個豐富的對話中，除了說出我的感激、很榮幸能見證她們，我沒什麼可貢獻的了。

當動者閉上眼睛與其他人一起進入動作場中時，我們鼓勵動者說出身體上的痛苦位置或脆弱傷處，以得到安全感受的支持。通常，動者被邀請進入空間時，是沒有特定流程，沒有針對個人歷史、充滿挑戰的目前狀態之特定計畫，也沒有意圖去創造靈性經驗。她能否在「未知」（not knowing）下進入「空無」？在未知中，什麼會在自己內在升起？與他者、與她們的內在關係又會是什麼？

當動者的內在觀者夠強壯且有足夠的愛時，去「看見」他人的渴望，會引領她成為另一位動者的外在觀者。但她的工作不是移到

動作場旁邊，睜開眼睛；而是閉著眼與其他動者一起動身體，同時觀照其他動者。她以同樣的三個問題來處理關照練習（witness practice）：她能否在不知自己內在、動者的內在、和他們的內在關係會升起什麼的未知中，坐在動者場中？

發展觀照者意識

自我啟發需要自己和他人間的相遇：
啟發者需要一個被啟示的他者。

——亞瑟・格林拉比（Rabbi Arthur Green）[11]

觀照者

我

如何

傾聽他人？

每個人都像是我的上師

向我開示

他

字字珠璣。

——哈菲斯（Hafiz）¹²

　　從動中觀者到觀照者，從閉著眼睛感知動者到睜開眼睛看見動者，每個人都進入到下一個階段的練習，在意識具體化的發展裡研習。動者選擇成為觀照者。

　　觀照者的經驗完全倚賴在場的動者，他是觀照者內在所有擾動

---

11 譯註：亞瑟‧格林，《尋我的臉，說我的名》（*Seek My Face, Speak My Name*, Northvale, New Jersey: Jason Aronson, 1992），頁 65。
12 譯註：哈菲斯（1325/26-1389/90），波斯詩人，其作品對於十四世紀後的波斯文學有重要影響。參見拉汀斯基（Daniel Ladinsky）譯，《禮物：波斯詩人哈菲斯詩選》（*The Gift: Poems by Hafiz*, New York: Penguin Arkana, 1999），頁 99。

的主要刺激因素。動者的經驗也是完全倚賴觀照者的在場。存在於動者和觀照者之間的珍貴關係，是這項練習的基礎形式。這兩兩一組的關係，有意識和無意識並存的扶持，就像工作室裡的那樽石缽，內容和過程也在內部響起、共振、逸散。

這個關係讓每位成員可以自由擁抱動者／觀照者整體動力的一半。有些人閉著眼睛動，表達他的經驗；也有人睜開眼靜止不動，包容所有經驗。此時，這個修練平衡了兩股相對的力量，兩者潛在地成為另一位，每一個必要元素的練習指向現場。連接動者力量和觀者意識之間的橋樑就是內在觀者。

誰是觀照者呢？在觀照意識的發展中有兩個分別但緊密連結的核心：一是每個人的內在自我，關注的是內在觀者的發展，一種從動作練習中，想要將自己看得更清楚的持續渴望。觀照者不只是看著、觀察她的動者，也不僅是將注意力焦點集中於動中身體；而是在動者現身時的每個時刻，在自我的存在裡，參與其中、並向自身複雜的經驗開放。另一個核心是人我之間，關注於想要將另一個人看得更清楚的渴望，以及想要幫助動者的渴望，觀照者就這樣進入到動者的現場。

觀者的內在觀者隨著追蹤（tracking）的基礎工作持續成長，一如最初的動作練習，從追蹤身體動作開始。雖然在動者工作中，這位新手觀者已經準備好追蹤身體動作，但是閉著眼睛追蹤自己的動作，畢竟不同於睜開眼睛追蹤別人的動作。對某些新手觀者而言，記憶身體動作和順序可能有困難；因為動作時身體會直接記錄動作，但是觀看時不會。不過，對於視覺型的人而言，睜開眼睛看可以支援記憶，讓意識的取得更加容易。

一旦動者和觀者的共享意圖轉向、涵蓋比動者肢體表達更多的東西，觀者的工作就變多了。動者保留、表達自己的經驗，自始即追蹤經驗。但是觀者保留自己的經驗，沒透過動作表達出來，她就得同時追蹤動者的動作和自己內在經驗的反應。

　　「我在哪裡？我現在在做什麼？我在這裡，看你在地板上踱步，走到那裡、走到這裡，踱步、停下。」外在觀者一開始是新手動者，從她的外在觀照者學習追蹤的方法；現在她教導她的動者如何追蹤。她成為動者的內在觀者在發展時參考的模型，從動者的面向而言，她將清楚意識到個人的經驗和真實。

　　因為現象關係存在於真實和美之間，當觀照者向自己的真實開啟時，她會發現：真實不可避免地黏附著美感經驗。專注於動者的工作，特別當動者明顯向內專注時，觀照者會突然發現動作中高深莫測的樣子、「美」自身的力量，而可能會被攫住或從中得到安慰、心生驚嘆或發生改變。

　　她的內在觀者：

　　　　我看著日暮彩霞落在你的身軀。我看到你單腳站立，另一隻腳高舉在身後，靜謐在延伸。當你伸手扶著窗框，我看到你罩衫的荷葉袖子，烏黑亮麗。我看著你另一個手掌，手指成形，在空中伸展；也就是那時候，你的軀幹向後彎，髮絲落入一道光束中。你雪白的長褲、下擺寬鬆，在你巧妙地保持平衡之際飛舞。我受到灌溉，我更新，我看見你。我知道「美」。

在觀者意識的發展中，觀照者要學習去看，探究自己和動者融合的經驗、和動者處於對話關係的經驗；而在恩典來臨的時刻，觀照者將受到祝福——和動者進入合一狀態（unitive state）。在這個過程中重要的是「看見」，看見在這個時刻內在外在有什麼、沒有什麼。這個字——「看見」（seeing），字面上通常用來描述「看」，但是也包含著傾聽、直觀的感覺。

將「想看清楚」的渴望放進觀照練習，不可避免會發現許多擋住這個想望的內在阻礙。現在觀照者投入她的渴望，便能開始對未知進行持續、廣闊的探索。

她的內在觀者：

我想要打開
臣服於
我自身的經驗
因為你的
在場
你的信任。

我想
將你看清楚
而我害怕
我的固著
將成為羈絆。

在我心裡
對那些東西，
感到羞慚。
我不想評斷你
或把我的經驗
投射到你身上。
願我能激賞這奧祕
你存在的奧祕。
這就是
清楚覺知的恩典，寧靜覺知的恩典
——為我所求。

靜默觀者

> 僧侶從看見中「試著去瞭解」真相。以佛陀之「正
> 念」與「覺知」脈絡來看禪宗格言，其神祕奧妙就變
> 得單純了。「正念」的精髓，就在於「如實照見」，
> 看見那原本就在那兒的，不加入任何評論、詮釋、判
> 斷、結論。就只是看見。

——鈴木大拙（D.T. Suzuki）[13]

有意識的言說需要學習和練習。一個人有幸能向動者言說前，需要承諾先成為「靜默觀者」（silent witness）的練習，以示對言說的尊重。「靜默」避免觀照者負擔不成熟的責任，也保護動者免於接受觀照者無意識觀看的可能。

靜默觀者學習以一種專注的方法與自己的內在心靈工作。首先是有機會注意到自己如何順著另一個人的動作軌跡，轉換為追蹤自身經驗的能力；接下來她練習追蹤動者的肢體動作，伴隨著自身感官、情緒、思想的經驗。一旦適應了這個工作，她便開始增加對自

---

13 譯註：鈴木大拙（1870-1966），日本作家，本名鈴木貞太郎，著述佛教與禪
　　學相關的散文。參見鈴木大拙，《禪的覺醒》（*The Awakening of Zen*, Boulder:
　　Prajna Press, 1980），頁 52-53。

身的覺察，即作為觀照者時，她如何向自己內在經驗的內容打開心門。通常剛開始的時候，她可能感覺到批判、投射、詮釋如洪水般湧來。這些經驗，是自然的，也是身為一個人與生俱來的動力，在意識心中吸引注意力所發出的重要邀請會變為禮物。在這個訓練發展中，有一個特定空間能對這一些現象給與直接而慷慨的關注。

　　靜默觀者的形塑練習，是第二種的三人小組（second triad），包含了：「言說觀者」、「靜默觀者」和「動者」。靜默觀者得以見證動者以及言說觀照者一起工作，這個機會是非常寶貴的。動者會因為靜默觀者的在場而感受到支持，同時又能從有經驗的言說觀者處得到安全的扶持。以靜默觀者的身分工作一小時後，邀請老師，亦即言說觀者，進行一小時的督導。在這個架構之下，靜默觀者可以安心地以自己的聲音，說出自己的體驗。督導工作可以一對一個別進行，或是將需要進行靜默觀者練習的人集合起來，以團體方式進行。

　　在真實動作的修練中，是由另一個人，即動者，所激發而帶來豐富、獨特，且通常是具挑戰性的材料，讓觀照者觀視。比觀照者所經驗的獨特內容（雖然她必須稱呼它）更重要的是，她如何進入與動者的各種關係。靜默觀照者可以學到如何在這個經驗中帶入個人覺察，從而認識自己的天性、性格，還有所想望的存有。

　　這位女士將白色披肩塞到提包裡，走近門口露臺；在長椅椅腳積水裡洗澡的小鳥受到驚擾，飛走了。另一位女士在進門前給小狗

一點餅乾，然後坐在長椅上脫下鞋子。丁香花綻放。窗戶敞開。屋內角落的石缽是空的。

進到屋內，我拉來第三張椅子，向新的動者介紹動作練習，要她注意身體動作，並收集身體動作放入循序發展的動作庫中。當她準備好要動時，我們有個眼神的接觸，她將黑色絲巾隨意地披在頭上和肩膀上。我看她注視著靜默觀者一段時間，然後走到地毯邊緣。面對著「空無」，她閉上眼睛同時膝蓋著地，手腕交疊掌心平放貼在胸口。現在我看到她在地板上爬。

我看見靜默觀者注視著動者，她的手緊緊地抓著椅子的扶手。

她的內在觀者：

喔！不，
你跪下而我
感覺想要
逃走。
你在祈禱
我要逃跑
我很抱歉
我要逃走了
當我看到
你祈禱。

我不知如何
祈禱。
我做不到。
我永遠不會
找到我的神
永遠不會。

　　動者給予觀者的禮物是豐富的；但相較之下，觀照者的在場能
夠給予動者的禮物則更爲明顯。之後的督導，我和靜默觀者對談
時，她探究了自己強烈的感覺，當動者披蓋著黑絲巾跪下、雙手在
胸前交疊，靜默觀者看到了宗教的敬拜姿勢（religious posture）。
她發現源自個人歷史中生氣、背叛、疑惑的感覺。在這些感覺之
下，她接收到自己的想望——想和神靈眞實溝通的渴望閃過眼前。
在這裡，有個空間能夠讓靜默觀者安全地向內在升起的種種敞開心
房。這樣的工作牽引出關於她個人界線的新問題。回到靜默觀者的
練習，她繼續工作。

　　她的內在觀者：

　　我看到你
　　爬著——爬著——
　　然後你繼續爬

你繼續爬。

我變得驚駭

當你緩慢爬行。

我的喉嚨緊縮。

你看起來瘋了。

你瘋了。

　　此處是靜默觀者探究她對動者評斷（judgment）的經驗。評斷通常始於一個感覺，覺得動者「看起來」美麗或醜陋、開心或憂傷、冷靜或瘋狂。評斷可以是正面的，也可以是負面的。但這樣的資訊對動者或觀照者很少有幫助。如果觀照者覺得動者是瘋狂的，與其說「你瘋了」、「你看起來很狂亂」或「我覺得你瘋了」，倒不如觀照者先反問自己：「在我形容爲『瘋』的人面前，我的感覺是什麼？」她可能感受到精疲力竭、無助、沮喪或傷心。接下來，觀照者傾聽動者如何表達她的經驗。如果動者說她爬行時顯得虛脫，而觀照者也明瞭她確實感覺虛脫，若她是位言說觀者（speaking witness），那麼她和動者分享這個感覺是合適的。然若觀照者和動者的情感經驗明顯不同，她必須以對動者提供幫助爲前提，保留、涵納自身的情緒反應，只針對動者的動作姿勢提供追蹤。對言說觀者來說，「發現自身的眞實」與「分享她的眞實」這之間有著很關鍵性的差異。靜默觀者回到工作室繼續練習。

她的內在觀者：

你一定是
希望
有個人
抱住你。
你是全然地孤獨
在這個房間裡。
我想要抱住
你。
來我這裡。

　　想像動者想要被擁抱，可能是她自己感覺的無意識投射（un-
conscious projection）。雖然投射的覺察始於這個訓練中動者的練
習，但是透過觀照者在場的寧靜注視（still looking），投射的覺察
變得相當明顯。此處的靜默觀者以為自己想要生理上接觸的感覺是
動者的感覺。與其說「這是我的投射……」，我反倒鼓勵她問自
己：「在一位我認為想要被擁抱的人面前，我的感覺如何？」靜默
觀者發現她感覺到一種不可擋的欲望想去抱住這位動者。

　　她繼續工作。

她的內在觀者：

你是一個小嬰兒
被遺棄的嬰兒。
你被留在這裡
孤孤單單
驚慌失措
這就是為什麼你爬得
愈來愈快。
這真的好難
就坐在這裡
什麼也不做。
我要怎麼告訴你
我不會
遺棄你？
我絕不會
遺棄你。

　　靜默觀者領悟到，她可能基於個人經歷嬰兒時期的創傷，製造
了一個無意識的詮釋：那個驚慌失措的嬰兒因為曾經被拋棄，所以
現在想被抱住。就像初學動者時期，她和內在觀者混在一起；現在
剛進入觀照者練習，她知道自己又和動者混在一起了。問題是：

「此刻的我感覺到什麼？身為被拋棄的嬰兒，我看到了什麼？」以這個問題引導靜默觀者瞭解在她的神經系統、她的心理中想要抱起、拯救、安撫這個棄嬰的渴望。如果她是位言說觀者，除非動者提及遭到遺棄的感覺，與其說「這是我的故事」或「這是我認為的」，她最好保留自己的經驗——讓她有機會再次就嬰兒時候的創傷，探索其發展中的意識關係，這是一個祝福。

在動者面前，靜默觀者們得到愈來愈多與她們自身相關的發現。

動者：我在爬。

新的靜默觀者：

> 我看到你爬著
> 然後你繼續爬
> 你繼續爬著。

她們的內在觀者：

> 我看到你爬著，而且：

>> 我看到一個意象，我的妹妹爬向我。我看到
>> 太陽神經叢（solar plexus）[14] 周圍閃耀著紫色的

---

14 譯註：太陽神經叢，位於胃後面的腹膜，為腹部內臟神經的分束交感神經和神經節的大網路。

光。我的手指蜷向拇指。我很生氣……我總要抱她、照顧她，因為媽咪不在。

或

我聽到父親的吼叫，至今揮之不去。我的呼吸變得很淺。直接看著動者爬來爬去，這對我來說很困難。我稍微轉頭向右，眼神不時飄向視線之外。那個意外，我的弟弟爬到懸崖邊緣……我看不下去了。

或

我坐立難安。突然間能量完全流失，我好像正在融化。沮喪、沉重，而且透不過氣，我必須看著她……就在我面前。我必須如此。我將看到我不想看到的事。

或

我極度悲傷。你在尋找什麼，那個你失去你所珍惜的什麼。我想到我最親愛的母親，她失去記憶時變得極為無助、恐懼；太快、太快了。我眼淚盈眶。

或

我發覺緊張爬上肩頭。我覺得疲倦、不耐煩。

我怎能觀照你呢？現在，在這工作室裡，我幾乎看不下去我女兒最近的行為、她的混淆、她的選擇。

　　觀照者從過去到現在的故事相當豐富，往內在追蹤這一些由動者引發的細節，複雜的敘事，觀照者因此而獲益頗豐，且得到潛在的治療。但學習如何把這些縝密、特別的素材帶入與動者經驗的意識關係，則是個艱難的工作。不一致與矛盾之處相當明顯。動者和靜默觀者經驗之間的分歧，則因為「靜默」，而可以讓動者安全地探索。觀照者對於動者並不總是慈愛、善良的，也因為靜默，動者可免於觀照者不總是友善的感覺，尤其是當觀照者自身無法解決的心理情結被激發的時候。

　　對於「動者」來說，多數觀照者的經驗很無趣，過於生澀，或太複雜，並且會對她的經驗歷程造成干擾。除非與動者的經驗意識及談話意願有關，不然這些故事沒什麼作用。靜默觀者對動者的評斷、投射或是詮釋等等，都與動者無關。動者在動作後說的話語：「我想要更多、更多空間爬來爬去。當我探索著自由，以及快速移動、靠近地面的能力時，希望沒有人、沒有任何東西擋我的路。」瞭解與感受動者的經驗和自身的經驗有著差異，靜默觀者變得能知覺到她和動者的分別、她的界線，帶她朝向與動者的對話關係。

　　當更多意識覺察在靜默觀照者的內在發展時，一個處在迫切想被抱住的棄嬰的狀態消失了。如若她是位言說觀者，可以將這些經

驗帶入和動者經驗的意識關係中，當她對這些經驗更加清楚時，較不會強加個人經驗到動者身上。她的「涵容練習」（practice of containment），從坐在空間的場邊坐著不動開始，進一步延展到學習說話，學習著哪些要包容，哪一些是言說觀照者該說的。意識的關係需要兩個獨立的個體。

她的內在觀者：

我無法知道
你的經驗。
在你面前
我只能知道
我自己的經驗
因為
你在這裡。

靜默觀者對於「分離」的覺察，隨之能很快產生對於改變動者工作意圖的察覺。這些意識或無意識想望的出現，是渴望對現在的「只是在場」提出新的挑戰。

她的內在觀者：

我懶得
看你

爬來爬去
繞著地板
一圈
又一圈。

我想要你停下來
做些別的
尋找慰藉
更有創意些
製造些聲音
更小心點。
你很容易
撞上
石缽了。

　　在這裡，如果動者說到：無聊、尋找安慰、缺乏創造力的挫折感、想製造出聲音或是害怕撞上石缽，靜默觀者便發現了與動者的共鳴。如果她是位言說觀者，她可能選擇分享她的感覺。在為感覺命名時，說出感覺在個人歷史的源頭或情感依附的連結，通常沒什麼幫助。在靜默觀者發展中的專注練習，所有這些都必須被考慮到。

她的內在觀者：

我如何尊重
自身的經驗
不是背叛
而是學著如何
包容它
並且
在我的渴望裡
真誠地呈現
只述說
和你有關的
感覺
只述說
那些
從慈愛而來的
從渴望而來的
慈悲經驗
為你
為我？

這是個祝福，如果最後被說出口的以及如何被說，確實讓動者

的感覺被看見。就是這個意圖，想要看清楚的渴望，伴隨觀照者對自己和對動者的慈悲，將觀照者帶進承諾，朝向在場，臨在變成一個愛的行動。

　　隨著練習和時間過去，靜默觀者和我共同決定，何時是她似乎能進入言說觀者練習的合宜時間。對靜默觀者而言，準備好當言說觀者，不是因為在回應動者的工作時，沒有評斷、投射和詮釋，而是取決於靜默觀者和這些現象所發展出的意識的關係。在觀照者養成練習的獨特道路上，個體將繼續承諾進行動作練習（movement practice）。

言說觀者

是以尋者會分別事物，在盲視與明視之間，這一
些成為道德的本質。

——薩普含（Satprem）[15]

動作練習開始成為動者和觀照者二人如同儀式的經驗。離開坐
墊、來到地毯邊緣、眼神接觸、凝神注視空無、閉眼、動作、睜
眼、眼神交會、回到坐墊——清楚區分的形式畫出儀式空間。如此
清楚的外在界線產生內在自由，一個人必須自由地動而發現內在世
界的獨特且具有高度秩序的儀式。動作後互相說話、傾聽彼此，賦
予儀式延續性，近似高度覺察一切感知，一切欲成形的、現在進入
文字的。

從學習做為靜默觀者開始，新的言說觀者擔起的責任不只是承
諾在場觀照動者，也要在觀照動作結束之後履行在場的承諾，也就
是和她的動者交談。她在練習洞察中，選擇什麼要說和不說什麼，

---

15 譯註：薩普含（1923-2007），原名 Bernard Enginger，法國人，為「母親」
（The Mother）的主要弟子，1957 年「母親」給他取名 Satprem，意思是「真
誠在愛的人」。著有《奧羅賓多或意識之探》（*Sri Aurobindo or the Adventure
of Consciousness*, New York: India Library Society, 1984），頁 71。

包括對一起工作的時間長度、彼此間的信任感，以及動者實際工作內容的覺察。有時候當她觀照動者時，清楚自己的經驗；但接下來聽過動者說話後，她憶起觀照經驗中她沒有覺察的面向。有時候她還沒準備去述說敏感的話題與內在經驗的任何面向。為身體動作命名總能證實她的在場以及觀照現場時的慷慨寬容。

就像某些新手動者，當她們在練習追蹤時，可能覺得一些言說觀者需要說出所有東西、所有細節，要十分注意順序，需要知悉描繪全貌的挑戰。在持續的督導下，言說觀者可以學習細節述說的平衡點，並知悉有時說太多會讓動者厭煩；因為觀照者說得讓動者厭煩，反而使觀者全心在場的心意被忽視，進而降低了交談時專注與連結的程度。

又像一些新手動者，開始時面對一些新手言說觀者，會企圖記得動者當時做的動作和她那時內在經驗的回應，結果反而綁手綁腳，好像她從「當下在場」分心了。然而，在動態練習（moving practice）中，觀照者述說內在經驗與記得的動作，為的是要打開當時她的內在關係發生了什麼，邀請意識擴展的一條路。一旦有所意識，便可以整合為一。「整合」（integration）使她在觀照時不必費力記憶。

觀照者要記得的事很多。描述諸多界線（boundary）是觀照者在每一節練習開展的主要指標。她要注意這動作空間的明晰、安全和美感。她要掌握時間，保持意識時間的警覺。她負責自己的心理安全，也要負責注意動者的心理覺察。有時候觀照者無法感覺到和動者的連結，在這個時候，對自己或對動者而言，她要注意一種來自本能的警訊，因此她正加倍努力以保持在場。對觀照者來說，缺

乏安全感是彼此聯結與關心破裂的信號。這時,她必須呼喚動者回來、張開眼睛,並回到坐墊上。動者和觀照者交談,澄清彼此的經驗。無論動者經驗如何,如果觀照者缺乏安全感,她就無法提供開放的在場。

　　觀照者與苦難的關係,可以爲自己帶來足夠慈悲在場的能力,以一種神奇的方式標誌出動者工作的範圍。唯有動者直覺知曉觀照者連這些都可以承接時,她才能安全地在邊界探索、工作。觀照者的痛苦經驗不一定要包含在動者正在探索的相同內容,但是觀者包容某種黑暗的能力,即動者可能選擇進入的黑暗,一定多多少少爲動者所知。在苦難的面前,觀者可以發現移情知覺(empathic awareness)和慈悲知覺(compassionate awareness)的不同。慈悲的觀者接受它的樣子,不與之勾連,也沒有期望。感覺與動者完全連結,她仍可以到一個自己不受苦的空間,即使苦難就在眼前。從這樣的地方學習說清楚是個祝福。

　　在正午的太陽下,兩位女士一塊兒來到這裡,將她們的鞋子和一頂大草帽放在工作室門口。我們三個人的會面已進行了幾個月。白披肩女士起初埋首於靜默觀者的練習,現在是新的言說觀者。另一位是動者,因爲之前其他的修練,已經很快發展出追蹤身體動作和內在經驗的能力。在這個特別的配對練習之中,細節的追蹤對動者最爲受用,當她被新的內容裹住,新內容製造了挫折、混亂、害怕或敬畏的時候,這一些技巧會自行整合。

在我們喝完一壺茶後，動者穿上她的紅色羊毛襪，她動作時總是穿著它們。她和我們每個人眼神接觸，走到地毯邊緣，剛開始時停頓了一下，現在走進來，用手輕輕地、有節奏地拂過背。我發覺鴿子哼唱小曲、午後陽光注滿石缽、有朵丁香花沒剪，它的花瓣枯黑而乾硬。

我注意到白披肩女士赤裸的雙足直接放在地毯上，雙腿張開，膝蓋彎曲。突然這一瞬間，我為她的專心和警覺所震懾：她坐在那裡、在墊子上，全然凝神於她的動者。她在這裡，一心一意在場。

她的內在觀者：

> 當我看著你的眼
> 我記起
> 昨日
> 我兄弟
> 的眼
> 那時他說到
> 他的妻子。
> 你等著等著
> 現在踏進來。
> 腳跟先著地
> 我記得
> 他的眼。

我看見你的手
往下，輕輕拂過
你的背
當你移動
向著中心
忽地
我想起來
明天
我一定要
開一段長路車程
回去
找我兄弟。

我看到你停下來
再次等待。
我一定要專心
在這裡
為了你
和你在一起。
現在看到你
往後走
幫助我專注。
我總喜歡
往後走。

二十分鐘過去，我看到動者張開眼睛，與她的觀者、和我，有著眼神接觸。她回到坐墊上，開始說話前，沉默了幾分鐘。

　　　　我一隻手放在腹部上，另一隻手放在胸前，在空無的現場等待，然後走進去。摩擦、搖晃地進入中央、靜靜等待，有股力量向左拉，我搖晃了一下，腳緊貼著地；又有一股拉力拉向左，我仍然搖擺著，嘴巴張開。我想說話卻不能。向後走，我再次突然地停下。我需要眼神接觸，我轉向你，我睜開眼睛，感恩你的在場。

　　觀照者以溫暖的微笑回應著，為一個個動作庫進行了簡短的標示。動者繼續說：

　　　　我需要選出幾個地方來說，因為它們不是很清楚。眼神接觸之後，我站在地毯邊緣一會兒，因為我需要看著「空無」，彷彿我必須看進「空無」。我的腳顫抖了一下──你可能沒看到這個──我的腹部緊縮。當我走進去，用手向下拂過我的背，腳跟往下蹬的感覺讓我覺得很舒服，然後出現了甜美的韻律。

　　　　我的頭向左邊拉、繞著自己轉圈圈，此時，從我的骨盆處，衝上一道風馳電掣的推力。鼻子、眼睛周圍開始感到刺痛。我立刻經驗到兩個東西：我發現口袋裡沒有衛生紙；還有我瞥見一條小被子，好柔軟的樣子，飄在我的頭

左邊。我知道心裡有個椎心刺骨、難以忍受的痛。我一定要向後走。走進我身後的空間，一定‧要‧這‧樣走。我一定要這樣做。

言說觀者回應：

　　我看到你走向地毯，然後等待，一隻手放在肚子上，一隻手放在心上。我沒有察覺你的腳在顫抖，但發現我的肚子緊縮。當你搖晃著進入那空間時，腳跟先著地，緊縮的感覺鬆開了。這個韻律擾動了我，突然打開我鮮明的記憶，我那小兒子在空曠的海邊玩耍。我直直坐著，我看著……

　　當我聽見你說到你的小兒子時，我覺得很害怕。現在說著，我就感覺到剛開始感到的顫抖。我不知道。我需要再動動身體。

當我點起蠟燭以配合心情的轉換時，我的眼睛與動者的眼睛相遇。言說觀者的手指緊拉披肩的線頭，現在和動者眼神交會，然後飲一口茶。

她的內在觀者：

　　我們眼神交會。

或許我不應該
說起
我的兒子。
我感到痛苦起伏
不知道
我做了什麼。
當你這次看著我
我覺得我是
被請求幫忙。
更多痛苦。
我怎麼知道
會如何？

我專注在
自己的呼吸
抵擋
一些害怕。
這個瞬間，是
遲疑
信任
還有全然未知的時刻。

　　動者爬向地毯邊緣，交叉雙腳坐下，手放在膝蓋上，頭微微向
左傾斜。在那裡坐了十分鐘，她張開眼睛、轉身和每個人眼神接

觸。現在她爬回來，在靠近我們的地方，和剛才一樣交叉雙腳坐下。等了又等後，她向言說觀者述說：

> 一開始時，我們的眼神交會，感覺自己是多麼渴望、多麼無助。一會兒，我坐在邊緣，等待著，覺得眼眶含淚。我感覺雙手大拇指在膝上互相繞圈。我變得非常專注，專注在這個本質難以摸的特別姿勢裡。我想或許我會一直這樣做。

> 當我將頭轉向左傾斜時，我的姆指消失了。我的周圍朦朦朧朧。什麼也看不到，沒有形狀、沒有動作，什麼都沒有。有那麼一刻，我懷疑我是否存在。不知為何，但我感到害怕。我怕什麼都不會發生。我也怕什麼會發生。我怕你們看到我崩潰、瓦解、失控。我害怕死亡。突然我聽到裡面有個聲音說：「現在停下來。」同時感到舒緩與失望，我爬回你那邊，因你的「在場」讓我感到信任。

之後的督導，觀照者和我談到與這位動者在此階段的工作。我們回顧她的經驗，以及她對自己所說一切的感覺。她說，因為在工作時想到兄弟而分心，有罪惡感覺。她又告訴我，她因為提起關於兒子的回憶而感到憂慮；而且因為不知她是否真正能有所幫助而感到恐懼。

現在，在動者面前，她對此隻字不提；取而代之的是，盡其所

能地貼近動者言辭的細節。現在她小心應對，從之前十分鐘自己的真實經驗中，謹慎選擇說出口的內容，引用動者的字詞為參考標的，標誌出和觀者自身有關的感覺。

　　當你爬向地毯邊緣，我呼吸下沉深入骨盆。就是那裡，我注意到骨盆裡有輕微但清楚的緊縮感。現在我看到你雙手放在膝上，拇指繞著圈，時間之輪打開了。我對你拇指間小小的重複動作感到驚訝。是的，這個動作對我也是難以捕捉的，特別是在我們面前這空間的巨大和空無中。當你的頭斜傾，我便覺得有足夠的時間、足夠的空間。

　　這個對話持續發展、漸漸深入，是時候結束了。我看著兩位女士一起走下紅磚步道，輕聲說話，在新生的鼠尾草旁短暫停留。這提醒我在下一位動者到達之前，可以在工作室燃些鼠尾草熏香。我在外面露臺邊熟透的鼠尾草叢中，找到乾枯的葉子。我把枯葉放進小缽；那是利用製作角落那口大缽剩下的大理石做成的小缽。我在小缽中燃起火焰，然後緩緩地在屋內繞圈，從我的坐墊處開始，並在此結束。願這個空間潔淨、嶄新開啟，迎向下一個進來的能量。

　　過了一段時間。我看著動者走上紅磚道，轉身和鴿子說話，那隻鴿子喜歡站在狗兒喝水的碗緣。她褲子後面的兩個口袋各塞了一

隻紅襪子。鴿子跟在她身後，來到門前露臺，然後棲息在長椅的扶手上。她進門，將襪子從口袋裡拉出來、套上雙腳，此時白披肩女士也到了，我們便開始今天的工作。經過三十五分鐘的身體動作和觀照，動者先形塑她的動作庫，然後開始詳細述說：

　　僅僅站在空無之前，空無打開了我，打開我面對顫抖的腳，面對緊縮的肚子，面對恐懼。突然我的嘴乾涸，心鼕鼕地跳著。我的嘴巴一直張著，然後閉上。壓力在我胸口上方聚積，潮濕的沙子向上推，但我沒什麼好說。當我轉身向後，走進空間，腳趾先進去，我感到無助。沒有搖晃，沒有甜美的韻律。我向後走。真的無事可做。我慢慢地，向後走。

　　這裡，就在此刻，我停下並轉身環顧四周，單純地，到達了我身後的空間。在這裡，我清楚地看見八年前流掉的嬰孩。我一邊哭泣，一邊對他喃喃低語。一定沒有人聽到我說什麼，除了他（我的寶貝）。我試著抱起他，視線沒有離開他，然後只是站在那裡，未知。我的頭轉向左邊，一個哭聲在我之外傳來，這個我以前從沒聽過的叫喊，那一聲。

　　我仍然擁抱著我的寶貝，開始走向身後更深邃的空間，那個我找到他的地方。向後走，他還是我的。我抱著他。滿心懸念，事實上卻是開展，我走進另一個領域，那

裡所有東西都是透明的。我知道的下一件事是，我在石缽旁，當我彎曲向下時，我顫抖著。我聆聽並等待。然後我將他放進這容器裡，用我內心那小小的毯子替他蓋上，為他辦一場未曾舉行的葬禮。我在發抖。我張開眼睛，看見缽裡的空無。我站起身回到你這兒，看見你濕潤的眼，心存感激地看著你。

動者和觀者一起靜默了好一陣子。觀照者觸摸動者的手，述說動者工作末段的經驗。

　　我看到你嘴唇動著，那時你拾起一包東西。現在我知道那包東西是個嬰孩。我知道自己沒有預期會聽到你現在所說的。我在想，我是否不應該看，或許，該別過頭去；因為我見證了一個私密的時刻。但是我決定去看，而我清楚的看見你對這小小的「存在」說話，我不知道或者我應該知道你說了什麼。現在我看到你懷抱嬰兒站著，一股巨大的哀傷襲捲了我。

　　當你帶著這個小嬰兒向後走，我也很掛心。當我環顧這個房間，我的眼睛標示出硬實的牆壁、窗戶、地板，還有石缽，我也跟著開展。同時間，我經驗到這些形體變成像是可穿透的。某種「寧靜」臨在。現在，你在石缽前停下，將嬰孩放入石缽。這時我才知道嬰兒已經死了。你將他覆蓋時，我整個身體感到放

鬆。一場必要的儀式正在進行。我很榮幸能見證這個
完成，並歡迎你回來，以及此刻和你在一起。我聽到
鴿子咕咕叫著。

我們三個人輕聲交談了一會兒，然後是告別的時刻。她們離開
後，我領悟自己需要到窗外的丁香樹下。我找到剪刀，剪下一朵花
瓣已經枯黑而乾硬的花；將它丟向土大地，爲我的宇宙帶來秩序。

觀照者意識的練習，不只必須理解判斷、投射和詮釋；對於直
覺領域，人類經驗中潛能的地方，也必須予以尊重地處理。特別是
一些人在這方面天性較強，就像這位言說觀者一樣。觀照者唯有精
進練習、追蹤自己在感知、情緒和思想上的經驗，否則，觀照者對
「直覺之知」（intuitive knowing）大都沒準備好，或是不能有清楚
的認識。正如同要能區辨投射現象，記憶形式的不連貫，或片段自
發的能量現象等這些差異，於程序中和動者分享直覺經驗的練習，
延續觀照者的責任，也能澄清根植於心理情結的經驗。此外，對於
動者尚未意識到的事情，即使觀照者出自對動者的關心，或認爲動
者該「知道」而說出來，這對動者似乎沒有助益、不夠尊重，甚至
也是不安全的。有意識的觀照者會選擇「保留」她的直覺經驗，並
且耐心等待動者，直到準備好述說。在這裡，觀照者覺得她直覺地
知曉動者的經驗。

動者：

　　我一邊哭，一邊對他喃喃低語。一定沒有人聽到我說
什麼，除了他（我的寶貝）。

觀照者：

　　我知道自己沒有預期會聽到你現在所說的。
　　我在想，我是否不應該看，或許，該別過頭去；
　　因為我見證了一個私密的時刻。

　　觀照者與動者的作為有著直覺性共振（intuitively resonat-
ing），因為動者先說了那個時刻與那時的特點，她則提供觀照。在
這個情境中，觀照者雖未經歷相同的事，她的直覺經驗與動者的工
作卻是相關的。她不是在親密當下（intimate moment）；事實上，
她還考慮不要觀看這一切。這時候，她和動者尚未處於合一狀態
中。

　　處在「合一狀態」時，觀照者在意識上能明瞭動者的經驗，因
為，在此刻這也是她的經驗。但她並未與動者融合，只是完全地在
場，覺察動者做了什麼，以及對自己經驗的回應。觀照者與動者不
是處於對話的狀態，因為她知道這種整體的、不對立的直接經驗。
處於合一狀態時，她的界線是可以穿透的，她有意識地經驗到自己
和動者是相同的，不再是兩個各自獨立的個體。這種方式的曉悟，
包含我們所定義的直覺，在「明視」（clear seeing）經驗中顯露出

來——沒有加入情緒或思考的「視見」（density）。這裡，動者和觀者顯示出處於合一狀態中。

動者：

　　滿心懸念，事實上卻是開展，我走進另一個領域，那裡所有東西都是透明的。

觀者：

　　當你帶著這個小嬰兒向後走，我也很掛心。當我環顧這個房間，我的眼睛標示出硬實的牆壁、窗戶、地板，還有石缽，我也著開展。同時間，我經驗到這些形體變成像是可穿透的。

　　這裡，動者和觀者都進入同樣的能量場，相同的世界，那裡有著特殊的質地，瀰漫無限時間、無垠空間的感覺。這種能量現象的經驗，和與個人歷史相關的感官知覺、情緒能量的經驗有所區別，而且與個人史的描述是相反的；進入了一個沒有外在環繞的特定領域。合一狀態與對話經驗，絕對能區分，因為，個體不再只認同個人故事，也不再處於具備時空意義的關係中。

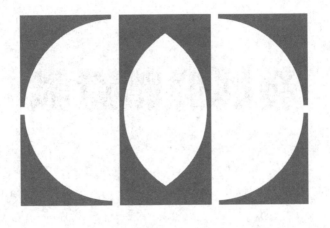

群體身體

發展群體意識

一切憂傷，齊一無別，無主不屬；……
是故盍以他者為己身？……
欲速救己救人，應行奧義：人我交換。

——寂天（Santiveda）[16]

來，朝向圓圈

玫瑰和鬱金香顏色各殊，

但花兒的春信並無二致。

——吉哈里（Ghalib）[17]

時光流逝，投入、努力練習和恩典之賜，讓我們準備好而得以擴展圓圈。從兩兩一組、三人一組到四人小組，練習開展。如同家庭，當個人想要成為比自己更大的一部分此一想望浮現時，小團體自然地生成。從兩兩一組的基礎練習離開，並不表示不再需要被另一個人看見，這表示我們變得更加覺知想被看見的渴望，更能和這個渴望處在對話關係。當我們意識到個人做為全體的一部分時，個別身體便和群體身體重疊，而且相互依賴。

---

16 譯註：寂天，八世紀印度佛教學者，繼承龍樹菩薩（Nagarjuna）的中觀哲學（Mādhyamaka）。參見馬提克斯（Marion L. Matics）譯，《進入啓蒙的道路：寂天的入菩薩行論》（*Entering the Path of Enlightenment: The Bodhicaryavatara of the Buddhist Poet Santiveda*, New York: n.p., 1970），頁202-204。

17 譯註：吉哈里（1797-1869），南亞地區烏爾都語創作中的重要詩人。參閱米契爾（Stephen Mitchell）編，《啓蒙之心：神聖詩篇選集》（*The Enlightened Heart: An Anthology of Sacred Poetry*, New York: Harper Perennial, 1989），頁104。

不同人數的動者和觀照者形塑真實動作多樣的輪廓；多樣的形式使練習更深入，也直接幫助參與者準備好進入群體身體的工作。當一位觀照者和多位動者工作時，外在刺激增加，需要對自己內在經驗的複雜發展有更多覺察。觀照者追蹤他人不同的、共時性的動作序列，就和她自身的經驗一樣，想與每一位建立起有意識的關係。對觀照者來說，很自然地會試著同等地觀照每位動者。當一起談話的時候，觀照者要引導對話，讓每位動者有時間和空間述說她自己的工作，以及她和其他動者有關的工作，同時接受觀照。

　　當觀照者學習一次和多位動者工作時，動中觀者的人數增加，此時的團體成為一個「動態身體」（moving body）。身為動態身體的一員，動者會經驗陪伴和從屬的喜悅。他們也會感覺到競爭、嫉妒或害怕被拒絕。因為場上有多於一位的動者，眼睛閉著的動者，未必能確切辨識出所遇到的另一位動者，只有在團體中釋放自己朝向經驗的可能，清楚內化形象的投射。

　　當一位動者和多位觀照者工作時，她會經驗到多樣「奉獻」（offering）之間的異同，以及這些奉獻如何被接合。在這個形式（format）中，動者可能將她與雙親、手足或其他生命中主要人物的經驗，投射於二或三位觀照者身上。她可以在這個形式中安全體現她的投射，允許多位觀照者的「在場」對其工作產生作用。

　　當動者學習與人數更多的觀照者工作，觀照者也經驗到「觀者圈」（witness circle）的擴展。當觀照者人數變多時，觀照者會意識到競爭的不適或遭到誤解的害怕，但也深深感到放鬆，因為不必獨自一人承擔觀照的責任、述說與連接所看到的一切。當每個人都感受到他人在場的陪伴，自由開始浮現。他們可以相互學習對同一

動者的經驗，而這些經驗又如何被述說。

隨著動者和觀照者組成的家族成長，每個人的內在觀者隨之開放。包括能容納更多人格呈現，對混合、共存經驗中的內在層次有更多覺察。現在小團體的工作同時具備複雜與澄澈清晰，在看與被看的經驗中，豐富了意識體現的可能，意識體現將成爲知曉。

四位女士撐著兩把傘來到我的工作室。清晨我掃地時，蠟燭就點燃了。我仔細覆蓋鴿舍，免得鳥兒被淋濕。落在窗上的雨聲此起彼落，遮住了鴿子的叫聲。我們坐在地毯上、喝著茶，同時我說明今晨工作的新指示。

這一回，我不再用我的聲音（voice）指示開始，聲音象徵著我個人做爲觀照者的在場。取而代之的是，我將敲一下小銅缽指示開始；這個器皿及其響聲（sound）成爲非個人的客觀象徵，將我們與一個更大的整體連結。現在觀照者有更多自由，她們可以有意識地選擇站立，探索不同的觀看角度怎樣幫助或干擾自己或其他觀照者的專注。

今天的第一回合從兩位觀者和兩位動者開始。圍著白色披肩的女士和穿紅襪子的女士是觀者，灰色長髮的女士和腰上綁著黑色絲巾的女士是動者（以下簡稱白披肩女士、紅襪子女士、長灰髮女士、黑絲巾女士）。她們在兩兩一組和三人一組的形式中，都有豐

富的動者、動中觀者、靜默觀者和言說觀者的練習經歷。

我看到動者們彼此眼神交會，現在看著各自的觀照者。我看到兩位觀照者，一位坐在椅子上、一位坐在椅墊上，她們面面相覷，然後看著我，確認我們共同觀照的承諾。我們凝神進入空無，然後我搖鈴。二十分鐘後，我搖鈴三次宣告動作結束，接著我們聚在一塊談話及聆聽。每位動者藉著為動作庫群命名，確認這個回合的形貌。接著，實行洞察的技術，其中黑絲巾女士說得尤為仔細：

> 從第二個動作庫轉換到第三個時，我很茫然，爬著，不知道要往哪裡去。有意地，我慢慢低下頭，前額碰觸到缽的邊緣。這個碰觸，然後我認出自己，好像順從我的現況。我的膝蓋就定位，雙手開始環繞缽的邊緣，兩手相互絞繞著。

> 然後，我來到自己的邊緣，雙手停止動作。持續在我的邊緣中忍受自己的侷限，我試著放入一隻手，手掌先進去，進入空空的缽。我迅速收手，再回來缽的邊緣來回繞著。再次，我將一隻手放入，手掌先進去，進入空空的缽。這次，我持續這個姿勢動作，然後，我發現缽不是空的。

當這位動者說到這邊，她的聲音變成喃喃低語，同時閉上了眼睛。

當我動的時候，感覺需要躲起來；現在開始說話，我又覺得需要躲起來。我的心臟砰砰跳。碎片，破裂的碎片……手指觸摸著碎片，不平滑的邊緣，一小堆色彩朦朧的碎片。我的肩膀前傾，前臂倚著缽的邊緣。我是破碎的。所有曾經完整的模樣消失了。這是我所知道的，而奇怪的是，知道這個事實讓我感到放鬆。我是破碎的。

　　此時，在練習中，我們發現，當一個人述說完畢的時刻，我們需要釐清。我們在群體似乎已經浮現的動作中，尋找一個自然姿態。在這裡，述說完畢的動者，身體向前俯，手掌貼在眼前的地上。她看著我們每一個人。我們聽到她說的了嗎？做為聆聽者，我們可以選擇用非語言的動作來確認我們聽到了，那可以是相同的姿勢或眼神接觸。

　　現在，長灰髮女士更完整地敘述她經驗的細節：

　　在我工作當中的某個地方，我踮著腳尖而且頭頂發熱。這位置把我的上身向下拉、向前彎，直到雙手碰觸到地板。我注意到我的呼吸。手臂伸得離身體更遠，我看到身體變為某種特別的形狀，彷彿身體知道如何創造「恰當」的容器，來承接已經準備好被感覺、被看見、被聽見的經驗。我聽到自己發出尖銳高調的聲音。我以一種特別不同的、緩慢拖拉的節奏點頭。這是第一次，我接受父親的死亡和那可怕的發生方式。我即刻知曉了，我不能改變

過去，但我可以改變我和過去的關係。觸目所及如祖母綠般的綠。我被滌淨了。

這位動者將手放在地板上，表示述說完畢。回到位子之前，她維持這個姿勢一會兒。有人用相同的姿勢回應她，有的回應快速、有的回應較慢。現在紅襪子女士以觀照者的身分說話，她先敘述對黑絲巾女士的觀察，接著回應前面動者提及的工作。

　　當我看到你在缽裡探尋著什麼，我的手變得很陌生，變得又厚又大。我發現追蹤你的每個姿勢是重要的基礎。我會試著說出確實看到的，因為我覺得，在我的經驗和文字之間有很大的差距。我看到你的右手在缽裡面，手指和拇指蜷在一塊兒。當手臂從缽中提起時，我已準備好去看它握著的是什麼。我不害怕。

現在她對長灰髮女士說話，對動者先前提及之處陳述個人的經驗。

　　就在我的手發生變化時，我聽到你尖銳高調的聲音，這尖銳的聲音打我腳底竄入，爬上脊椎，鑽進我的頭，鑽出來跑到我頭部上方。在那裡，它旋束為一柱色彩炫麗的甬道。你的頭髮遮住你的臉，但我看見你緩緩地點著頭，肯定我、安慰我。奇怪的是，我開始點頭，就好像我也在安慰你。

在白披肩女士回應之前，我們將手掌貼在面前的地板上，彎曲身子，接受所有的奉獻。然後白披肩女士開始說話，她先回應長灰髮女士述及的工作，然後回應黑絲巾女士。

我看到你拱著身體，手平貼在地板上。我也察覺你的呼吸，同時看到你軀幹的背影慢慢地上下起伏。當你發出那尖銳的聲音，我的眼睛向內看，看見球體的上半部升起、離我而去，彷彿我的頭部頂端離開了。我是那進入無垠空間和亮光之豐盈的人。在此同時，我看到你在缽那邊摸著形狀，拿著碎片。我也是那在球體下半部的人，在缽的旁邊工作，照料眼前之物。我是完整的，我被滌淨了。

對話在這個清晨持續，每位女士都在他人面前展開另一層的經驗。接近尾聲時，兩位觀者討論著對彼此的感激：因為不必獨自擔負觀照的責任，兩人同感放鬆。一位觀者說，早上工作的某個時刻，她看到另一位觀照者注意力集中在較遠處的動者，這讓她能放心地專注看較近的動者。觀照者也提到，當動者非常靠近觀照者時，會產生某種親近的感覺。在最後一位女士說完後，我們全都俯身向前鞠躬。起身望向屋外，雨已經停了。就在房間另一頭的大門外面，我們看到一排排的水珠掛在葉緣，一片青草搖曳、閃耀。日光下空氣濕潤，新綠耀眼。

濕寒徹骨的冬日，這四位女士抵達工作室，彼此熱情問候。待她們安置好、喝著熱茶時，我介紹新的練習形式：三位觀者觀照，一位動者。長灰髮女士選擇當動者。其他人留在地毯上當觀照者。我搖鈴，動者走到地毯邊緣。大量眼神接觸後，她將頭髮挽到頭上，然後大笑著走進去。現在她放下頭髮，將手臂直直地甩到頭上。她的頭用力向後推，大大張著口且持續笑著。她的頭開始甩向身體兩側，現在朝地板方向往下甩，頭髮拍打地板時發出聲音；而她的笑聲變大，變成另一種聲音，沒有節奏的聲音。

　　她的內在觀者：

　　　　這裡的所有觀者
　　　　完全的自由
　　　　所以我有點狂野。
　　　　我浪擲身軀
　　　　向下、拍擊
　　　　地板。
　　　　我搖晃著身軀
　　　　往旁邊搖、繞圈
　　　　旋著，笑著。

做爲觀者的紅襪子女士微笑著，然後站起來。

她的內在觀者：

　　我愛這種感覺在我裡面
　　當你搖晃
　　浪擲身軀
　　擊打地板。
　　我愛這自由在我裡面。
　　我想要這自由在我裡面。
　　感恩。感恩。

　　我想要這個。
　　我想要這個。
　　我渴望這個
　　自由在我裡面。

在所有觀者中，白披肩女士的座位最靠近木頭地板，現在她專注於自己的腳。

她的內在觀者：

　　我只能聽。
　　我只能聽。

我感覺地板
振動，
在我腳下。

我太累了。
我無法看著這裡。
我很高興這裡還有
其他觀者。

第三位觀者哭著，撫摸膝蓋上的黑色絲巾。

她的內在觀者：

這是什麼？
我覺得被淹沒了
被害怕淹沒了
當我看到這女人
到處拋著自己
然後擊打
地板。
我好像止不住
我的淚水。
我失去了關係
我正在消融

同這位動者

工作二十分鐘後，我搖三卜鈴。我看到動者張開雙眼，她看向窗外，眼神穿過丁香花叢，直到越過山谷更遠處的山丘上。她的雙手扣在頭後面，頭向後靠著手掌，她的眼淚流了下來。很快地，她轉向我們，走回她的位置，望進我們的眼。在她標記出動作庫群之後，我請她選擇一處來說。現在她述說工作的末段：

> 快結束時，我仍然投擲著、拍擊著。眼前巨大的身形令我大吃一驚。當我擊打地板時，覺得他的腳就在我的手下面。我循著他的身形輪廓而上，發現這是我兒子。他結實且溫暖，包容而強壯、寬容。在他面前，我知道他原諒我了。我可以原諒自己嗎？

她放低視線，沒有看任何一個人，身軀俯向地板。其他人做著相同姿勢，然後我們靜默了一會兒。現在觀照者實行洞察，從內在觀者的靜默之聲到外在觀者的言說，回應動者選擇的工作部分。有位女士說，看到動者在她面前雙手沿著一個人的輪廓時，她經驗到有人來到房裡。另一位觀者說到自己從無法觀看，到注視著。她覺得自己好像在一間神聖的屋內，向外看去。她看見一個儀式，一位年長女士站在年輕女人的面前，交換著什麼。她不知道在交換什麼，但知道那是有價值的東西。第三位觀者說她這次選擇不說話。

「不說話」（not speaking）是有一位以上觀照者時才有的好處。多位觀照者有時會對同一位動者標記出不同的經驗，可以分擔責任。這位女士的靜默保護了她自己和動者，避免不成熟的言說。之後的督導，黑絲巾女士可以有時間安全探索失去邊界的經驗，以及無法在觀照動者時控制個人情緒的經驗。當她對個人素材和動者工作的關聯有了覺知時，她的內在觀者變強大了，讓她得以包容、尊重自己的感覺。

　　我記得昨晚看到月亮在暮光中升起。今晨月亮仍圓滿地掛在山腰上，在晨曦中顯得恬靜。一輪皓月，一位觀照者，黑絲巾女士扶持三位動者的空間。當我們從眼神互望得到確認後，黑絲巾小姐搖一次鈴。二十分鐘之後，她搖三次鈴。

　　準備一起談話時，我請她們在提到特定的動者時用「一位動者」或「另一位動者」，而不要叫出她的名字或看著她。這個指示能保護動者，也提醒說話者：動者的性格和實際的動作經驗有所區隔。這是一個保護動者的時機。沒被叫到名字或是匿名減少了義務回應的感覺。此外，假如有位觀照者說：「當我聽到動者哭泣時，我發現了自己的哀傷。」當時可能有兩位動者在哭泣，因為沒有指

名是哪位動者，所以這兩位動者都能憑自己獨特的方式，接受這個觀照。

　　現在我們坐在地上，圍成一個圓圈，等待每位動者開始說話。她們為動作庫群命名。現在白披肩女士閉著眼睛開始述說：

　　　　我走進去，隨即明白我不一定要站起來！我向下捲入圍繞自己的中心，推進地板，從腹部拉長身子。我可以聽到另一位動者的吟唱，感覺她的在場，但我正將自己的身體壓入地板，尤其是前額和靠近頭旁的手。當我打開心扉時，我充滿了哀傷。在這裡，我親近自己。過去我離自己太遠了。這明亮、沒有牆的房間總是在這裡，但我記得自己忘了住進去。現在，我必須停留此處。獨自一人時我是清楚明晰的，但和人在一起時就沒有這麼清晰。我需要獨處。最後當我站起來往下看時，看到身體在地板上留下的印記。我不想要任何觀照。

長灰髮女士接著說：

　　　　我也在回家的路上。首先我想把一小團讓我疼痛的硬瘤拉出胸膛。但我愈用力拉，它們就變得愈大——愈大、愈硬、愈醜陋。我把那團瘤丟進房間，扔在地板，用力踩它、用後腳跟踹它、砍它、用手臂切它，它就在我面前、在我旁邊，尖叫。我在尖叫、咬牙切齒、憤怒咆嘯。我氣

炸了。我發狂了。滿足這個衝動讓我鬆了口氣。

現在最後一位動者說話，她的手臂環繞彎曲的膝蓋，下巴放在兩膝之間。她的手輕輕撫摸穿著紅襪子的腳：

> 我坐在石缽旁，當我將腿環繞石缽時，感受它，特別是和大腿接觸的地方。我握著它。它扶著我。我聽著另一位動者大叫。在此同時，我變得愈來愈安靜，吸吮石缽裡的空無。我的頭髮浸入空無，先帶著一種雅緻輕巧。浸啊，幸福快樂地泡著，我開始哼歌兒。我對著它的裡面哼歌兒，它也向我哼歌兒。謙遜拂掠著進入我，如同一層膜寂靜地裂開；然後我看到光填進去，這器皿具有不可思議的容量，還有不可思議的美麗。驚嘆之中，我開始流淚且無法停止。可能我也在回家的路上。

做為動者的長灰髮女士繼續說：

> 最後，沒有東西能丟了，我變得靜默、淨空。就在這裡，我回家了。我想自己是跪坐膝上。我的雙手在我胸前獲致巍然的靜默。我的手腕靠在一起，手指做成一個杯子，圍出一個空間。我決定把手分開，但它們又自然地合在一起。一次又一次，它們又圍合在一起。就好像在動的空間中，透過這個手勢，以無形的方式呈現，堅持具體展現其自身。我疑惑著這是否是因為我發現它並進入它，這

個姿勢自身因而可以具體地記憶，記得它的來源。

唯一的觀照者聽每位動者述說，每當動者說完時，觀照者向每位動者俯身朝地。她只給予兩位動者深入的觀照，尊重第三位動者的請求。

動者們時常在閉上眼睛前、在光線下動作或撫摸平滑的木頭地板時，發現自身周圍令人驚嘆、美麗的地方。有時候動者就像那位女士，進入有光的合一狀態，且必不可少地經歷了驚嘆和美麗。動者沉浸在動作經驗的內在世界之後，睜開眼睛的瞬間也會引領動者驚喜覺察周遭的美麗。

在這個工作中，美麗和驚嘆出現又消失，就像工作中直接的禮物、也是祝福。持續、一再發生的動作模式，有時候出現，然後又消失，時隱時現是一種挑戰，但也如同賜福。隨著時間過去，有些動作模式和主題（theme）得到解決，重複模式消失。其他的動作仍出其不意地一再出現。另外，依然有些動作堅定持續地要求更多關注。這個工作中與內在觀者的發展，將變為一股指導的力量，決定個體是否準備好進入團體；而不是以動作模式或心理情結的消失，做為指導的力量。

渴望被他人看見並去看別人，開啟了參與群體的渴望。群體中探索個人和多人的關係，不會失去真正的、如實的自我覺察，也不會背叛自己。有了更強健、更清明的內在觀者，人們準備將經驗的

基礎形式帶入動者和觀照者的圓圈。

　　準備好進入大團體反映出渴望歸屬感的覺察增加。探究下去，能打開個體面對自我和群體關係的問題。群體意識的彰顯，是因爲個人意識的具體展現。如果我們爲了感覺像是屬於群體，而放棄實質的基礎，進而犧牲或操縱個人的聲音，那便不是眞正的歸屬，也不是眞正屬於一體。此外，如果我們忽視成員意識具現的機會，我們就提高了疏離、隔離、絕望的感覺；這些感覺會不知不覺地、深深地使我們失去做爲個體的能力。

一個圓

創世之前，「無量」（Ein Sof）隱縮自身返回其本性，從本性到自裡的自性。在它的本體裡騰出空，在裡面它可以散發並創造。

——喀巴拉[18]

清晨漫步山間小徑，發現貓柳含苞待放。我採了一大把，將這新春的信息帶進工作室，插在屋內窗下高高的花瓶裡。六位工作者準時到來，其中一位摘下首飾，將耳環掛上柳枝。今天有四名女性：白披肩女士、紅襪子女士、黑絲巾女士和長灰髮女士。還有兩位男性：其中一位長得頗高，另一位留著鬍子，他們之前也進行過前述的練習形式。[19] 這些人都已經在工作室練習了數年，有一些人則共同工作了很長一段時間。我們以新的方法啟程，回憶的迷宮悄然來到每個人心中。

---

18 譯註：按猶太祕學，太初的「無量」在虛無（Ein）中自生自爾，而成爲「無量光」（Ein Sof Aur），「無量光」按著自己的形像溢照，自立宇宙一體之靈。眾生皆同時分享著這宇宙一靈，每一個個體覺性是自神光而來，是血脈相連、不可分割的，而非創造與被造的二元關係。

19 譯註：這兩位男士後文簡稱「高個子先生」和「鬍子先生」。

我們現在開始。

　　全體一起坐在木頭地板上圍成一個圓圈，我們身體邊廓形成的「空」呈現在眼前，映照著我們內在對於「空」的潛在經驗。敞開自己，面對滿盈、空無的奧祕，我們以開放的心探索動者和觀照者之間的關係；同時，處於觀照的觀者之內、動作的動者之中。

　　在這新的圓圈裡，專注的練習繼續為「動中自我」和「內在觀者」間的關係發展，提供活躍的基礎。一開始，我們將兩兩一組帶入「群體身體」。現在，三位動者在動中身體相伴（participating），每一位仍安全擁有各自的觀照者。三位觀者相伴形成一個觀照圈，每位觀者只專注於一位動者。如此，每個人，就像是四重奏的預備練習，變得對多位動者和觀照者同時間在一個圓圈之中的能量熟悉。

　　當觀照者「待」在同一個地方時，他們強化了圓圈本身的形體。雖然別的視角可能讓你更容易看到動者，但是試著不要到處移動。練習接受現有的觀點，即使在視線範圍內，你的動者被其他動者擋住了。當動者回來時，他們可以確實知道、並找到觀者在哪裡：就在眼睛第一次閉上、開始動作之前的那個位置上。

　　當我們開始時，往兩旁伸長你的手臂，確實能使得圓的形

狀看起來更明顯，更加能量充沛。這樣做的時候，試著和在場每一個人眼神接觸。當我們凝神注視「空」時，我會搖鈴。當你準備好，其他人將成為動者，和你一起在我右方開始。在動者右邊的人就是他的觀者。動者閉上眼睛前，請你和你的觀者、還有其他動者眼神接觸。觀者，在和你的動者交換目光後，也請你接觸其他觀者的眼神，確認你們共享的信實。

我搖響一聲鈴，我們將注意力帶入「空無」，然後開始。做為導師，我知道每位動者都有特定的觀者，我留心每個人的臉。我想著關於意志與關係之路的必然性，導引我們朝向有意識的選擇。

我的內在觀者：

> 我沐浴
> 在感恩中。
> 我看得到
> 每位觀者
> 對他動者的
> 專注。
> 每位動者
> 都有一位觀者。
> 每位動者
> 都有
> 一位觀者。

我看到鬍子先生
坐著
盤著腿
靠近石缽
觀照。
光線注入
他身旁
那空的器皿
改變了他頭髮的
顏色。
願光線流入
流入這空的
器皿
這個圓圈
由我們身體
刻出的形狀
這裡
在這時刻裡
在這時間裡
在這空間裡。

願我們每個人
更加
清楚地

看到自己

看到彼此。

　　四十分鐘過去了。我搖三次鈴，提示結束。每位動者從圓圈走出來，專注於覺察由內而外的轉換，並與其他動者及他的觀照者眼神交流。觀照者和各自的動者眼神接觸後，觀照者彼此之間也眼神接觸，然後我們再次凝神注視「空」。現在成對的觀照者和動者一起說話，同時整個團體也聽他們說。引導對話時，我要動者先默默依序命名動作庫，然後再選一處仔細述說。接著我請觀照者回應，盡可能貼近動者的經驗。

　　現在圓圈又開始了：大家伸手，用身體圍成一個圓，眼神交流，然後觀照著「空」。動者成為觀照者，觀照者成為動者。當動者走出來，和他們的觀照者眼神接觸之後，我們再一次地觀照著「空」，完成這一回合的工作。人們兩兩成組的一起說話，整個團體傾聽著。這是第一次動者和觀者互換角色，這個段落中，從看的人變成被看的人，從被看變為看的觀點，此時，特別需要內在觀者的力量。無法避免地，觀照者會被動者影響，而動者也會被觀照者影響，所以在下一輪的工作開始時，總帶著上一回合工作可見、不可見的影子。也因此，有些人接收了一開始的模糊感覺，以為動者和觀照者的意識可能相同。

在第一個圓圈，出現了新的方式體驗自己。動者在練習時，想被看見的迫切需求開始轉變為參與的渴望。動者們想知道，他們的經驗和其他動者的動作如何連結，他們可能提問：「我如何把自己融合進去？」他可以學習到，個人豐富的經驗與其他動者、觀照者在發現其自身的真實是可以共存的。對每位動者而言，圓圈成為一豐饒之地，經驗的必需之地。這兒必定有一個地方，給開始和結束都在同個位置、完全不動的人；這兒也一定有一個地方，給在空間中持續動作和發出聲音的人，給在動者間尋找接觸的人，還有需要靠近觀照者的人；這兒也必定有一個地方，給選擇不說話的人，給說話不清楚或聲音中帶著挫折的人，給那個看清自己的人，以及給那位還看不清自己的人。

觀照者也有新的難題：「我想要保護我的動者不被其他大動作、嘈雜的動者影響，我要如何和這個想法工作？面對令我反感、害怕、傷心或無聊的動作，我要如何保持在場？看到精緻美麗的、攪亂我心神的動作，我要如何不動心？當我和我的動者失去連結的感覺時，如何避免這在場的練習變成偷窺的經驗？當我專注於這一切時，要如何同時和其他觀照者保持連結？」

今天六位工作者一同踏上工作室前的小徑，翠綠的蜂鳥穿梭在

小徑旁的迷迭香花叢裡。蜂鳥能飛在半空中喝花蜜，真是不可思議。大家進到屋內，我們一起喝了一壺茶，然後開始工作。我敘述新的工作方式：這次練習不指定任何人當動者或觀照者，讓個人自我預備當動者或觀照者，也沒有特定兩人一組的關係。開始的時候，我們全部圍坐成一個觀照圈。身為老師，我會一直當觀照者。

這個新圓圈感覺是拉長的、開放的、寬敞的，歡迎每個人依照你心裡內在的時間選擇安排，直接選擇成為動者或觀照者的時刻。觀照者／老師的聲音、鈴響和練習本身的形式，不再決定你什麼時候當動者或觀照者。在這個長圓圈裡，也是一段延展的時間，大家持續變換角色，遵循成為動者或觀照者的召喚。

自發地改變角色，開啟覺醒，是在任何時刻都可能的動作，需要在持續流變的動靜之間保持專注。你可以動五分鐘、觀照二十分鐘、動一分鐘、觀照十分鐘，在數秒內一會兒動、一會兒靜，一下進去、一下出來，體現什麼是正好的時機，或者你也可以整段時間都當動者。在動態身體的動力中，為了確保觀照圈夠強壯、夠安全，當觀照者成為動者時，需要給予新的指導。包括老師在內，全程都需要有一定人數的觀照者；觀照者的人數，在開始形成圓圈前由群體（the collective）共同決定。這個指示能夠增強動者有意識地洞察與選擇要動多久，也提醒他，觀照者在任何時候都可能等著當動者。

有一個理由，讓觀照者選擇成為動者，因為他自身的經驗與所觀照到的動者有直接關連。如果當時現場有足夠的觀照者，他可以選擇閉上眼睛，立即將此經驗納入動作中實行，表達它們，如此，更甚於只在觀照者的角度保留經驗。

　　如果在觀照時有動者在你背後工作，就算你只是轉頭去看，也會擾動「觀照圈」的專注。圓圈另一邊的觀照者，可以看到你看不到的，你也可以看見在他們身後他們無法看到的動者；我們需要另一半來看見全部。當觀照圈持續為穩定而具體的樣子時，動者可以自由在圈內或圈外工作，也可以在兩位觀照者間動作。當動者回到座位上時，觀照者會試著用眼神接觸，歡迎每位動者；但假如動者自覺脆弱或還沒準備好，他也可以選擇不看觀照者。

　　不再為每位動者指定觀照者，且多位動者同時間在動作的時候，必須要加強內在觀者的臨在（presence），來包容個人可能不是以他所期待的方式被看到。一般而言，觀照者期望自己能對所有的發生保持在場，但實際並不盡然，因為觀照者是人，不表示必定能一直在場；動者呢，也是人，會希望他們的觀照者可以完全在場並給予無條件的愛。每個人對自己的內在觀者有足夠的信任時，其平靜的精神性也會被召喚出來，而朝向團體中所有的人。

　　形式改變，新的問題出現。不再倚賴外在的信號來決定什

麼時候「動」或「觀照」時，你將依照什麼方法選擇去動呢？當你成為動者，要如何進入、從哪裡進入圓圈的關係；還有，如何回去你的位置呢？在這動作群體裡——他們的聲音、觸碰、變動的樣子——處於這麼多東西之中，你的經驗是什麼？想像你是觀照圈中唯一的動者，那又將是怎樣的經驗呢？也想像當其他的動者搶走你觀照者的注意力，使得自己沒有受到觀照，又是怎樣的感覺呢？

　　做為一位觀照者，你有同時回應多位動者嗎？或者，你發現自己只注意一位動者？抑或你有意識地選擇在同時間與每位動者連結呢？你和距離你比較近的動者，以及距離比較遠的動者之間的關係，感覺如何呢？與比較安靜的動者，還有那些發出聲音的動者，你們的關係是如何呢？你和在圓圈裡的動者、在圓圈外的動者，你們有怎樣的的關係呢？在這裡，你可以深入探索，選擇不動，當一位觀照者，保留你的內在經驗。

　　當動作和觀照的時間拉長，連帶地動作和觀照也將更為複雜；在說話之前，很自然會出現安靜轉換的時間。對有些人，走動或休息是合適的；對其他人來說，書寫、畫畫或玩黏土可以澄清經驗。在轉換之後，我只會邀請動者，從他們內在觀者的聲音說話。外在觀者再次被要求保持沉默，好讓我們有機會經常回到這個練習的衍變。只傾聽動者的經驗，能幫助觀照者練習發展洞察力，在這新的情境中，亦即在群體身體的工作中，選擇說什麼或不說什麼。

我們現在工作了五十分鐘，隨後在靜默中轉換，將不同的氣氛帶進工作室。每個人都是單獨且專注，旁邊的人也是如此。我發現自己以逆時針方向沿著圈走，有時候停下來輕聲地和參與者談論他的工作。當我們聚集成一個圓圈，準備一起談話、傾聽時，我提供了一些新的指導。

　　當你是動者，或是其他人的觀照者，學習追蹤自己的動作順序（chronology），這個練習的準備，使你得以在團體的時序中追蹤自己的經驗。當你在說話，帶著你的內在覺察（inner awareness）說話，你的動作可能不只出現在自己的工作序列中，也會出現在團體的工作序列裡。我們從加入不同動者在序列上相關連的工作時刻開始，這感覺像是起點。在這個過程中，有時候一些人以內容回應替代連續的序列。如果一位動者說：「我一定要待在這孤獨裡。」另一人可能以相似的經驗回應：「我也是孤獨的存在。」於動作時序和內容中穿梭，將群體中成員的經驗釐清成為意識。

　　開始說話的時候，以「我是那位……」做為言說的起頭，這提醒我們：每當有人將他的經驗帶入圓圈，我們每個人都屬於整體的一部分，無論我們是否以同樣的方式經驗它。如果你不想說話，可以說：「我是那個還沒準備好要說的人。」或「我是那位不想說話的人。」聆聽他人說話是有意義的貢獻，這是我們每個人都能學習並練習的方式。

假如你沒有以動者的身分說話，就不會收到口語觀照（verbal witness）。你觀照的靜默榮耀了你的靜默。在這個關係之中，他們各自的經驗無須你的話語引導；在你自己的發展尚未成形之前，強加語言反而增添風險，可能因此擾亂或讓你的經驗更複雜。

動者從個人的豐富經驗中，選擇想說什麼和不說什麼。他們說完後，有個向著地板彎曲身體的簡單姿勢。有些聽者選擇以相同的動作姿勢回應，有些則沒有。

紅襪子女士先說話：

我是走進圓圈的人，我的心飛奔著。站起來的時候，我發現自己脫下了襪子。我抖動著手，在每個人面前彎曲身體，我發現自己正用那寶貝襪子掠過他們眼前的空間。我需要這麼做。

長灰髮女士接著說：

我的空間被潔淨之後，我是那滾入空無的人，彷彿降臨到自我的廣闊之中。我的背部碰到地板，這裡躺躺、那裡躺躺，變得非常安靜、接收的。我的頭髮遮住了臉，帶來甜美的黑暗，深刻的平靜。

紅襪子女士再次說話：

空間準備好之後，我是那迷失的人，找不到感覺對的動作。我側臥著，開始被腐蝕，變得沒有生命。我無法開始任何事。突然之間，我感覺有隻腳在我的頭旁邊。我的手靠近那隻腳，現在依附著它，然後聽到腳跟拉開的聲音。我放開分離的痛苦，失去連結、無所依歸的痛苦。

一陣長時間的沉默之後，鬍子先生說話了：

我是那走入圓圈的人，發現這裡只有兩個人是男性。我也側躺著身體，但卻是在一個洞穴裡；這是多年前我在當動者時找到的洞穴，裡面裝滿我的童年和孩提時候的黑暗。現在我來到這個洞穴，只是為了尋求庇護。當我透過門去「看」的時候，看到很多人的臉，一張臉接著一張。我在這裡，信任、感覺連結、不孤單。

現在是高個子先生說話：

是的，身為另一名男性，我是那在小房間裡感覺到自我力量的人。強壯而延展，我像是一隻老鷹。我擁有昊天蒼穹，無盡視野。只有我一個在天上。

長灰髮女士閉上眼睛，她再次說話：

我停止靜默不動，雙手開始撫摸身體，摩挲手臂、胸膛、腹肚和大腿，還有我的腳和我的臉。我的手指梳過髮絲，現在觸到了嘴唇。當我移入這新的感官經驗，我曉得誘人的愉悅。這花了我好長的時間，長得我不識這種愛戀，這種愛上當一個女人，愛上在這軀體裡面的愛戀。

高個子先生再次說話：

　　我愛當一隻老鷹，感覺振翼的力量，極為快樂地飛翔。我自由、欣喜快意，最後再次變得強壯。我感覺力量回來了，回到我的手臂，我的翅膀！也回到大腿和小腿肚。甚至雙手也再次變得健壯……而這些，不費吹灰之力就達成了。

高個子先生說話時閉著眼睛，雙手在胸前緩緩地張開、闔上。此刻，他眼淚盈眶：

　　是啊，我再次強壯起來，久病之後終於變得健壯了。希望我一直待在永恆的感恩之中。

一陣沉默之後，白披肩女士接著說話：

　　小心謹慎地，我是那爬進圓圈的人，帶著好多渴望、淚眼的哭泣。我放低身子待在地板上，靠近一位坐著的觀

照者，雙膝來回搖晃。我驚訝地發現，我的渴望是一則禱
告，我的搖晃也是一則禱告。祈禱，然後有些忸怩，我開
始向自己恬靜地呢喃，這是溫柔而新穎的。

現在黑絲巾女士說話：

　　成為動中觀者的時候，我發現那哭泣的女人。找到
她，也找到我自己的悲傷，就在我這張臉背後。怕她覺得
有壓迫感，我輕觸她的背，現在碰到接著雙手的肩膀。感
覺自己受到她的歡迎，我接受她的溫暖、她的呼吸，她親
近我，然後我用手環繞她，為我們的眼淚圍出一個安全的
窩。我抱住她，也讓她擁著我，我孤獨的感覺在此時漸漸
消失。

白披肩女士再次說話：

　　被人抱著、擁抱人、搖晃，然後祈禱，我開始唱一首
沒有詞的曲。我歌唱、我頌讚，但不是為了那寰宇之神，
而是獻給在我裡面的神。唱著唱著，我忽地明白：在我裡
面的神和寰宇之神是相同的。

現在鬍子先生說話了：

　　我是那需要你歌聲的人，真的聽見你的歌；因為你的

歌，我離開洞穴往中心爬。我的手搭上一隻伸長、上下晃動的手臂。現在站在這大鳥模樣的東西後面，我的臂膀循著他手臂的後側，我受到啟發。冒著拋下一切的風險，我想奮不顧身地翱翔。我不知道怎麼做。我從來不知道該怎麼做。當我認出胸中那股熟悉的壓迫感，肩膀便癱軟下來。我退開，成為觀者。

高個子先生說話：

當我結束鷹揚的旅程，降落著陸，回到這個團體的時候，我是那感到無所適從且孤獨的人。身後的動者在我回來的時刻離開，我感覺挺傷心的。

長灰髮女士再次述說：

沐浴在這愉悅中，呼吸、暢飲這愉悅，這個「我愛上在我女性身體裡」之愉悅；我準備出來當一名觀者，因為我開始擔心自己當動者太久了。當我張開眼睛，看到兩位動者互相擁抱。我臣服於自我觸摸的經驗。我是那感到和他們有深刻連結的人。好像愛自己並不會讓我與別人疏離。我並不孤獨。

紅襪子女士現在說話了：

我猛然被屋內的聲音吵醒，發現我是那睡著的人。現在，我記得那睡意從尾椎骨向上沿著脊椎到頭頂，然後進入中心。現在那麻木的感覺消失了。我更新了。

正式結束這回合的工作之後，大部分時間做為靜默觀者的黑絲巾女士，想說說她的經驗。她說所有發生的豐富讓她驚嘆，驚訝於放鬆與感恩的感覺，不必負擔對動者說話的責任。她描述，她感覺到自己和每位動者的連結有多麼深。並告訴我們，這一次她明瞭她不一定得說自己的經驗，「我想要在場的渴望就足夠了。」

有時候一位動者的確會睡著。或許這長圓圈是唯一可以安心睡覺的地方。或者可能是動者想測試觀照者的承諾。也有可能在探索可怕、不安的經驗時，睡覺是個適當的回應。當觀照者看到動者睡著了，他可能感到平靜且放鬆，或者是覺得生氣且被控制住；又或者他覺察並尊重一種可見、不可見的可能性，這種催化使動者睡著。他可能享受著一些人正在這充滿扶持的地方做為夢者的潛能；或者他可能想到某些人所在的位置是：沒有意識到自己為群體中的一部分。

雖然在動作和觀看的練習中，社群的建立是豐富的，但這不是群體身體工作的意圖。其主要的企圖傾向於參與者群體意識的展現。參與者選擇進入圓圈，有各種多樣的理由，或者有時是沒有任何原因。當人們累了或平靜時，害怕或沮喪時，渴求單純動身體或無法再靜靜地坐著的時候，他們就進去。進入圓圈只因為工作室中

某人的一瞥、天光轉變、一隻小昆蟲停在腳邊，或是蒂牡丹那濃豔的紫色躍進了窗臺。

這天，這間工作室，就像生活中的任何一天在任何地方，但各人不同的經驗卻在這裡同時發生。有人孤單，有人不孤單。有的得到歸屬感，有的沒有。渴望、歸屬、翱翔、退縮、入睡和醒來，在他人的見證下，每個人輪番體認到身為人的不同面向。在他人的臨在下，意識具體化展現個人的真實，創造出整體、歸屬和完整的經驗，以及不完整、挫折和疏離的經驗。無論我們的經驗是苦難或解放，「因為你在，所以我是」這句話似乎是真的。

時間愈久，承諾愈深。內在觀者愈來愈強壯，更加接受自己，也更可以接受他人。從覺知體現裡自然浮現的語言名為愛。此時此際，是愛。

秋紅熾烈。最後一個人到了，他把球丟給狗兒，接著蹦蹦跳跳躍上門前的露臺。這個團體持續會面，一週來一次，每次進行三小時。人們以自己的樣子來到這圓圈裡，他們是緊繃或很疲累、是喜悅或害怕，或者帶著其他在生活中經驗的無奈與祝福。我們以自己原本的樣子開始，而非先透過暖身動作或口頭上的查核。這一類的暖身工作，會干擾動者和觀照者的意圖：向一切形相敞開、向沒有安排開放、向事先沒有主題或未指明的問題開放。有時候，動者和觀照者會在經驗中驚訝地發覺，看似無關的經驗卻無預警地浮現。我經常覺得這裡不止七個人，而是恆河沙數；他們透過「在場」而

具體展現，在我們之中神祕地化爲一撮碎片、一手殘渣、一縷光亮或一絲黑暗。

鈴響了。我們向彼此靠近，眼神交會，注視著空，一小時的動與觀照，眼神交流，然後再次望向空無。現在指示再次改變，外在觀者的話包含說出來的個人經驗，被織入時序的經、情境的緯。現在，觀照者說著動者的工作經驗時，如果動者說的經驗正是觀照者所敘說的，此時讓觀照者成爲動者，角色互換。紅襪子女士先說，接著是一位觀照者的述說。

> 我是那沿著圓圈內緣行走的人，雙手遮覆著空空的子宮。

> 我是那看著一位女子走過圓圈內每位觀者面前的人。我想和她一起走，但最後選擇觀看。突然之間，我明白這就是我和治療個案所做的事，其中包含好多我自己的經驗。在這裡我有所選擇。我在這裡。

其他動者說話，說完後都有一位觀照者接著說。

> 我是那在石缽前頌讚絲巾的人。眼睛微張，我把披肩放上那沿著內圈走的人肩頭。

> 我是那看到絲巾在缽前被舉起、彷彿受到祝福的

人。這舉動讓我感覺不舒服，但我試著尊重動者這樣做的需要。

我是那歡喜接受絲巾的人。當我的頭向前傾，我想起腳上的紅襪子。我看見火。所見之處都是血。我走向窗戶，高舉雙手。我把血從窗戶抹下，我將血塗在地板上，弄得到處都是。太多血了。地上到處都是血。某種痛楚從我的骨盆湧上心頭。我移向中心。

我是那仍選擇觀看的人，仍然選擇涵容這一切。我看到一位動者用手從上到下地抹窗戶。我想像屋內到處都是黏黏的東西。現在我看到她踏入中央，絲巾在黑暗中覆蓋。

我是那發現有位動者在中間的人，我尊敬地拿開她身上的絲巾。心想：就是這東西嗎？我不喜歡看到它在缽那裡接受祝頌。我披上那塊布來隱藏身分，尋找自己。在黑暗底下，我在團體中無意識地遊蕩。

我看到高個子男士走進圓圈，慢慢從另一位動者肩上取下黑絲巾，然後用絲巾覆蓋自己的臉。我願現在就在那黑暗之下。

此時另一位觀照者也說話了。

我是那看到蓋著黑色絲巾男人的人，而且我害怕。

現在動者說完之後，接著有兩位觀照者說話。

　　蓋著絲巾，我是那從羞愧解放的人；「有」一張臉的羞恥，從必須「有」一張臉的責任中解脫。我的臉造出許多張臉，它們依自己高興而改變，這是真的，自然發生的，可是觀者看不到這些。難道是因為我太醜陋、太粗鄙，以至於看不到？或者，每個有創造力的靈魂，都需要一張面具顯露自己？

　　坐著擔任一位觀照者，我是那沒有什麼感覺的人，沒有知覺什麼，沒有在任何事物中找到意義。我們只是在這屋內或坐或動的男男女女。我站了起來。

　　我是那仍然選擇觀看的人，仍然選擇涵容這一切。我看到一位觀者倏地站了起來。

現在有位男人從觀者成為了動者。

　　站起來，我現在知道觀看不是在工作……

　　站起來之後，我是那突然跑起來的人。奔跑、現在跳舞，我的腳像在打鼓。這是那律動，我的身體記得這律

動。我高興、欣喜若狂。急疾、倏速，我不想停下。

一位女士也從觀者成為動者。

我是那看到跳舞男人的人，他在臉上蓋著布的另外那個男人附近。我覺得那看起來好像死人。我不想要這裡有死亡的氣息……

我進入圓圈，決心扯下蓋住他的布，不料竟發現我捧著他，我的雙手捧著生命。搖搖晃晃，我走向地板，有種發燒般的強烈鼓脹，穿過一層層在動的形狀和顏色。在實體中屬天的面向之下，我看到一個精巧的光環飄在空中。律動一波波地彈過那個環，然後向上，然後穿過我，我的皮膚變得可以穿透。我感覺更多熱能和搏動在臀部，傳到雙腿，然後穿過我的脊椎和喉嚨。我張開眼睛好站穩在地上，我看見兩個人，一邊各一個，把披肩提在我頭上。我看到一個婚禮蓋帽（chuppah）[20]，是帶著神聖色彩的華蓋，此時我呼喊進入那空間裡。我聽到鼓聲鏗隆隆響。

另一位動者說話。

我必須繼續舞動這醉人的旋律。我是那成為儀式或典

---

20 譯註：chuppah是用於猶太婚禮傳統上的頂蓋，由布料或木材構成，象徵夫婦將一起修建的家。

禮一部分的人，用雙腳鼓動這支舞的節奏，鏗隆、鏗隆隆。我的雙腳，我的雙腿。再用力點、再快點，我的腿呀、我的呼吸。我舞動。我覺得有些害怕情慾能量（erotic energy）升起。我冒著真的感受情慾的風險跳完這舞。我在這裡。那股恐懼消失了。終於，我高飛。我翱翔。我自由了。

我是那看到男人跳舞的人。我就在等這個。我看到披肩被高高舉起。我看到一場典禮、一個奉獻。我感覺到希望。

隨後動者說話，有些像是動中觀者。

我的個案不在這裡！我心臟砰砰跳著，帶著一股陌生的恐懼，終於，我是那跳進去的人。一旦進去之後，我睜著眼睛轉向每位觀者並和他們眼神接觸，我需要他們在場的額外碰撞刺激。閉上眼睛，我站著，不知道自己必須要做什麼——好像我總是要做什麼。

無所遮蔽，不再受黑布的保護，我是那需要另一個人的人。我盲目地從動者變為觀者，觸摸幾張臉，尋找他。我暫時停住，輕撫一位女士柔軟的臉龐，沉湎在她女性的容顏中。

我是那個人，感覺到男性的雙手輕柔地撫摸我的臉。剎那之間，我那和藹的父親就在眼前，我親愛的父親。很久以前，在我還小的時候，他就去世了，自那時起到現在，這是我與他的第一次相聚。我知道這是恩典的時刻。感恩，感恩。

很難過地離開，我是那繼續旅程的人，仍然尋找著另一個人。我發現他蓄著鬍鬚的臉，然後放任自己依著他，我的朋友，我的夥伴。我用盡了全身力氣，最終還是向身體臣服。我在這裡。我被遇到了！我相當感激。我被遇見。

我是那手臂圈住他肚子的人。我在猛烈的熱情中駕馭他。手臂伸展，手指緊扣，我的肚子朝向著太陽，我們往下騎，鑽進土地。現在我們釋放了彼此，讓對方回到圓圈。當我們動的時候，我內在仍帶著那個圈；現在出來，我需要看到觀照圈圍繞著我們，我們是最後出來的動者。

圓圈現在已經變成這個練習的外部形式（external form）。就像兩人一組的練習時動者內化（internalize）了外在觀者，現在，動者和觀照者在填滿、清空圓圈時亦內化了圓圈。而當圓圈在每個人

內在增長時，我們也在每回合的起落之間，觀照到「空」的奧祕；在「空」裡面的擾動和每個人所散發的，帶我們進入更深層的關係。

　　隨著工作的發展，有些觀照者選擇回到最初的練習，只說他們看到的。這項修練剛開始訓練時，只追蹤身體動作，接著漸漸地與豐富的內在經驗接合。當感知、情緒、思想這一些複雜的經驗，經過意識體現進而整合時，這些複雜經驗在心理層面佔據的空間開始減少。例如在這個回合中有位觀者說：「我看到一位觀者突然站起來。」她發覺這樣說就夠了，而且是真實的描述，因為她的確經驗到較少的感官感覺和情緒。她人格特質的部分較少出面回應，而她的「在場」經驗則顯得更加敏銳。

　　有時動者會收到超過一位觀者的觀照，有時則沒有收到任何人的觀照。在回應缺席的情況下，會讓人很想主動要求觀照。一位動者可能確實被看到了，但是要求給予觀照像是命令，觀照者可以基於任何理由，即使是不知覺的理由，他可能還沒準備好提供觀照。做為觀照者／老師，我通常要求動者忍耐、探索、相信他動作時所經驗的，以及這時候沒有得到觀照的經驗。到目前為止，我們的工作一直在保護動者，以支持「內在觀者」的發展。持續下去同時會發覺，觀照群體身體工作的需求也變得更明顯。

　　在述說的時間裡，一些人說話，一些人沒說。透過時間順序和脈絡通常會引導、交織出大部分的敘述，而有些時候會有人選擇說出傾聽他人敘述時的感覺做為回應。他的回應可能帶著喜悅、困惑或幽默。當人們在團體中練習說話，某些特定的字和詞彙，像是「我在這裡」，一旦奉獻出來且被真誠接受時，便開始屬於這個團

體，形塑、精練為共有的語言。共享的字詞反映出歸屬感，同時，在他人面前創造的語言中也表現出直接、覺知的歸屬經驗。每個圓圈會發現自己獨特、微妙的共同說話方式。而大部分進行這項工作訓練的人，即使來自不同國家、說不同語言，會發現實際上有一種語言——多種述說的方式——源自這個訓練自身，為所有練習者所共享。

有時候動者對自己和他人的自發性備感驚訝，就像這回合中跳舞的男人。會發生這樣的時刻，很可能是因為發展出了更具有包容力的內在觀者，同時也因為漸漸信任外在觀者的在場。有時候觀照者對自己想當動者的欲望會感到非常驚訝，因為他們想做動者正在做的，進入真實動作正在進行的動作。「我是那看著一位女子走過圓圈內每位觀者面前的人。我想和她一起走。」最初的進入沒有既定程序的指導原則，這樣的經驗開始變得更加複雜了。

只要有動者或觀者有意識地表達出需求時，新的指導便隨之而生。此時在群體歷程中，通常會浮現「界線」的問題。藉著說出經驗、聆聽他人述說經驗，人們學習澄清界線的需要。當動者的工作挑戰了群體的共識時，就有必要討論安全的問題。個人移動的自由度增加，但不可忽略地會受到在場每位參與者所牽制。動者在這裡不能為所欲為，除非他們可以在閉著眼睛的同時，保持覺察，尊重其他動者和觀者的存在，才可以隨心所欲。

由於我無法知悉每位動者、觀照者在這個長圓圈內的感覺；做為這個群體的領導者，我必須倚賴我自身做為觀照者的安全經驗，如同觀照者在指引我對團體的責任。當我覺得不安全時，便搖鈴結束那回合。對動者而言，與內在觀者處在消融的狀態並不安全，無

論消融的時間是長或短。這樣的不在場若擴大，也會使動中身體和觀照圈變成不安全的地方。例如，動者在圓圈中表達憤怒並不安全，也不合適，因為「憤怒」表示個人消融於感覺之中，被情緒淹沒。「憤怒」表示個人和內在觀者失去連結。動者能夠在表達經歷的聲音或能量之際，同時和自身以及周圍的人保持聯繫，那他就可以安全地探索憤怒。

通常，動者怕強加自己的聲音到其他動者和觀照者身上。有些聲音是公認的連續不斷、生硬粗暴、嚇人或令人痛苦；但大多時候，動者難以預料自己的聲音對他人的影響。在某位動中觀者或觀照者聽來是令人分裂的聲音，或許有人根本就沒聽到。在警覺可能影響到他人的情況下，做為觀照者／老師的我，仍鼓勵他們盡可能讓自己的聲音接近身體的直接表達。文字，比起未經琢磨的聲音，有時更可能使動者遠離他正在經驗的，這未成熟的意義干擾了動者，讓他無法完全投入，運作感覺和情緒。

此時，刻意去刺激人的性欲既不安全，也不合適。因為要有安全的界線，這獨特的指導才能允許動者向他們真實的性欲經驗打開。此處的工作是學習如何讓欲望那巨大、自然的力量進入意識，有時候也包括學習如何述說。這個練習帶來祝福，將人從「性」和「感官」經驗的混淆中釋放出來，使人得以分辨兩者。

另一個指示的產生和觀照圈注意力的真實性有關。有時候因為動者所經驗到的、觀者所經驗到的，或者因為這兩者間的關係，此時想要充分觀照以保持在場，確保動者的安全，會變得非常困難。當這種情況發生時，觀照圈的能量會開始波動。如果老師或任何觀照者覺得不安全時，他們可以張開手臂，提醒其他觀者投入更多專

注的連結。如果波動持續發生，我會響鈴結束這回合。即使此時動者的工作有多重要，只要觀照圈沒有具備足夠的意識，這個圓圈對於動者和觀者都不是安全的地方。容器偶爾「破裂」（break）是很自然的。即便如此，圓圈中仍存在真實的力量，但是接下來這個「破裂」必須被修補。在這個練習中，召喚更多意識可以修補圓圈，給圓圈力量，使之再次安全，以承載裡面的動者。

季節遞嬗。現在我們每次見面就工作一整天。矮桌上，紅色鬱金香立在玻璃花瓶裡，花莖長而強韌。進入觀照圈工作前，一位女士靜靜點燃蠟燭。當人們動作、觀照、說話、傾聽時，我邀請他們相信「我是那個……的人」這個說法帶來的整合。我們整合身體的認識，知道我們是整體的一部分，也就不需要再說出來了。然而有些時候，這樣的說法還可以澄清特定的經驗。

在一小時半的時間裡，「空」被填滿然後清空、填滿然後清空，一而再、再而三直到觀照「空」的整個儀式完成。在轉換的過程中，有些人在探索和具體化有關的書寫過程。我們聚集說話、傾聽的時候，有人是讀著他們的經驗，而非述說，接著以一個非語言的動作標誌分享的完結。這一回合只有三個動者。之後我們聚集的時候，一位觀者將做為言說的敘述者。

這一連串過程始於當動者的長灰髮女上。

把臉藏在頭髮底下，我的腳用力向下擊打，拖著身體一圈圈地繞著。在我心裡，憤怒的詞彙自己唸起來，一遍又一遍。我躺下的時候，眼淚流了下來。我手掌的邊緣沿著地板畫出一道柵欄，標誌出一堵牆。不讓任何人進來。僅僅是想像被碰觸的樣子，我也覺得反感。我成了一座孤島。

　　我聽到有位動者啜泣。在我記起我自己的痛楚時，我一定要追蹤她的哭泣。

做為動者的黑絲巾女士踏入圓圈。

　　我穿著襪子走路，往後走，永遠裹在我的絲巾裡。脫下襪子，就像蛻下老朽的外皮，渴望熟悉的肌膚，一隻在石缽那裡，一隻在較遠的地方。我記起另一次沒有穿襪子的時候，那時我冰冷的腳走著，我知道永遠找不到我母親，我從未擁有過她。無論我們水乳交融，或是疏離。

　　我看到那圍著黑色絲巾的女人往後走，褪去她的黑色襪子。

做為動者的白披肩小姐，起初是觀照著，之後成為動者。

　　我看到你，而且感受到一股絕望——我的、你的、

她的和他們的——當你在絲巾的黑暗下往後走,當你將襪子留在身後。我稱你為受苦的人。你的名字是「每個女人」、「每個男人」。我裹在自己的披肩裡……

我走向石缽。將脖子獻給「空」,頭向後拱起,感覺到喉間一股熱流。我為之動容。摺起我的披肩放在缽前,我做了一個祭壇。轉身回到房間,我離開容器,尋找你的襪子。我一定要找到它們。

我看到缽前的動者,如此溫柔地,用她的披肩做出一個白色的祭壇,離開,然後開始尋找襪子。

我在附近發現一隻襪子,將它放在新祭壇上。我聽到有位動者在哭,為我們的絕望而哭,為我們的疏離而泣。我必須找到另一隻襪子,把它帶回來放在祭壇上。我一定要找到它。

我看到有位動者在找著什麼。我聽到另一位動者哭泣,而我的肚子緊縮。我害怕。我看向其他地方。我想離開這個房間。我想到今天早上,帶我母親上樓梯。她困惑且焦慮,小聲咕噥著,然後在我懷裡哭泣。我承受不了。現在我伸長手臂向其他觀者尋求支持,接受,然後我便能留下來。

我盲目尋求的想望更強了。我一定要找到那隻襪子。但我還沒找到襪子，卻發現了一雙腳。我認得這雙腳。這雙腳承載一位女人，她在那黑色絲巾下，承擔我們的痛苦。當我們的額頭碰觸，我們成了一樣的人，現在碰到臉頰、手臂，還有我們的手。我是你。你是我。

　　我看到那尋找襪子的動者找到戴黑絲巾的人。我看到這個時刻。我需要這個時刻。

　　你碰觸我的腳，而我明瞭在渴望之外、在渴望之外的感激和恩典。我覺得被找到了，在失落的舊處之外。

　　我看到兩個女人，溫柔地，在一起。我在你們施下的咒語裡。身為男人，我感到我和其他男人的關係真是悲劇。我也想要那樣的親密。

　　你現在在我裡面，我離開你，隨即瘋狂地尋找另一隻襪子。我碰碰那哭泣的動者，但她退卻了。在那孤立的、無法安慰的哭泣中洄泳，我不知去向，甚至驚慌。我找不到襪子，而且不知道我在哪兒！我投降了。有誰會帶我到空蕩的缽那裡嗎？帶我走，請帶我走。

　　我看到那動者瘋狂地尋找。我看到她放棄了。我聽到她呼救。我看到一位女人離開觀照圈，帶她到缽

那兒，然後回到她的座位。

我依舊包覆在我的黑暗中，緩緩走著，尋找那偉大的缽。到了，我的腳感覺到柔軟的東西。彎下身用手碰觸，我發現我的襪子放在摺起的披肩上。我將另一隻襪子放在它旁邊，先前被這隻襪子絆到的時候，我把它塞進口袋。

我看到那披覆黑絲巾的女人，在缽旁的白色祭壇發現她的黑襪子。我看到她從口袋裡拿出另一隻黑襪子，然後放上祭壇。

在我的守護之下，你從缽那邊離開；我脫下自己的襪子，準備將痛苦放在祭壇上，擺在你的痛苦旁邊。就在我這麼做的時候，我發現了你另一隻襪子，那隻我在尋找的襪子！

尋找襪子的動者在祭壇那兒找到另一隻襪子，我愛看他那時的臉。對我而言，這是個令人驚嘆的時刻。

這次我們在缽旁相遇，你拿起摺好的祭壇巾，將我包在裡面。我則把你包在我的絲巾裡面。

我看到一個交換簡單地發生，白色披肩和黑色絲巾易手，黑暗換成光明，光明換成黑暗，就像那樣。

裹著黑色絲巾，我慢慢回到座位。張開眼睛，感謝圓圈的支持，感恩找到了你，找到你的襪子；感激接受了黑色的絲巾，那重要的黑色絲巾。

現在，另一位動者說話：

　　我發現你的腳，然後握著。碰觸你，我的哭泣終於停止。你搖搖我。從你的腳，傳來慰藉。

　　我感到相當滿足，當哭泣的動者觸及黑暗被滌淨，現在站在白色披肩之中的動者的腳。喔！力量，我想像女人的腳裡存在一股無敵的力量！

當動者的內在觀者變強壯時，外在觀者開始感覺到某種轉變，從爲了動者在場（for the mover）轉變爲和動者一起在場（with the mover）。有時觀者主要經驗到整個的動中身體甚於對個別身體的經驗。這樣的觀照可以被經驗爲一種與整體融合的、對話的或聯合的狀態。此時另一位男士讀出他的整體觀照，一個反映他對話經驗的故事。

　　我是那古老傳說的見證人；一曲莊嚴緩緩展開這則傳說，一曲女人哭泣的樂音。這個故事關於三段旅程，一個大熔爐[21]，還有我們向未知的真實臣服時，所發生的奇蹟。

很久很久以前，一位披覆黑色絲巾的女人往後走，一邊蛻去她老朽的外皮；先從右腳褪下，然後左腳也褪下，留下她仍然濕潤的新皮。

另一位女人尋找這些外皮。她找著了其中一隻，把這隻放上大熔爐旁邊、放上她用白色披肩做成的祭壇。然後她開始爬，尋找另一隻外皮，不知道同一時間，在不遠處，穿戴黑絲巾的女人也正受到另一隻外皮的牽絆，她彎下腰，撿起那隻外皮，放入口袋。

尋找中的女人找到了，但不是那隻外皮，而是那蛻皮的女人。懷著偉大的愛，她用頭髮擦乾她仍濕潤的雙腳。這兩個女人變成彼此的鏡像。她們臉上、頭髮、臂膀、雙手、手指的動作都一樣。

不一會兒，她們分開。如果一對老朽的外皮沒有被放在祭壇上，療癒就不會生效。我心裡向那尋找中的女人說：「另一隻外皮就在那蛻皮的女人口袋裡。」不知道又找不到，她投降並呼救。現在她被護衛著，送到大熔爐旁。

---

21 譯註：「大熔爐」原文為cauldron，是放在開放火源上，用來滾煮湯、液體的金屬大鍋子，通常有大開口、寬腹。在西方文學中，是巫師用來滾煮魔法藥水的鍋子。此處可能指在先前實際的工作中的「缽」；但在這位男士的敘述中，他將這段工作敘述為「一段傳說」，在傳說中的cauldron可能是對於「缽」的比喻。譯者依據形似與用途，將之譯為「大熔爐」。

在這裡，她遇見自己的痛苦。在這裡，她遇見了
那蛻皮的女人。在這裡，聯繫、碰觸和機遇緩解孤絕
的痛苦。這裡發生了變化，我想像所有外皮都丟入大
熔爐，黑暗煉為光明，光明冶為黑暗。

另一位觀者讀出她的奉獻，這是一首詩，反映了她的認知，與
整體合一的狀態。

　　黑絲巾
　　白披肩
　　白祭壇上的黑襪子
　　白襪子
　　黑襪子
　　白披肩上的黑襪子

　　白髮入青絲
　　青絲入白髮
　　紅花瓣　　紅花瓣
　　帶我到那空器皿
　　採下我
　　吸入我

　　黑色的心　　白色的心
　　翳黑之霽　　暗黑之開

帶我到「空」

帶我到「空」

疏開　開

帶我到「空」

帶我回家

　　當工作在群體中發展時，象徵自然地出現在某位動者眼前，像上述的團體這樣，通常許多人將這視爲個人的或群體主題的一部分。象徵能夠以心理的形式出現和／或身體的覺受存在。如果一個人讓象徵在心靈層面引導經驗，或概念化地重組其經驗，則象徵本身會干涉到深層意識的體現。然而，在自然的時序中，當個體向象徵臣服，順勢流入且跟隨它，深層眞實的具體展現可變爲轉化的經驗。在上述情境中，對白披肩女士而言，剛開始時襪子是痛苦的象徵，但是一旦襪子失去它所代表的性質，就會變成直接經驗的刺激。當這種狀況和團體裡許多人的經驗同時發生時，自發的集體儀式便產生了，就像上面的情境。每位動者的工作都是一項奉獻。每位觀者的在場也是一項奉獻。

　　動者和觀者如何知道，什麼時候該走向哭泣中的動者而什麼時候不要？像這回合工作中的女士。當觀照者經驗一位動者持續地哭泣，對動中觀者或坐著的觀照者而言，此時的洞察練習是複雜的。面對某人哭泣時，他是怎麼樣的感覺？他可能說那是傷心、歇斯底

里、挫折或孤單……對這名動者而言，怎樣的靠近或碰觸是他所需要的？如果他選擇走向動者，會發現那名動者的確需要有人過來，他也欣然地接受，這樣子的共時存在是一個恩典。又或者，靠近、安慰或幫助不是那名動者需要的，他會發現自己的嘗試中斷了動者的經驗。

識別直覺之知與投射、判斷、詮釋之間的不同，將有莫大助益。有時候坐著的觀者或動中觀者，直覺地知道動者正在哭泣，需要有人靠近。有時候是其他人知道動者需要獨自工作，因而提供在場；這時起，這個人便成為另一種共時的存在，另一個恩典。或許在最後一回合的工作中，坐著的或動中觀者，因為這原因，未靠近哭泣的動者。從真實之源行動，無論靜態或動態，可以是充滿希望的、豐富的回應。

有時候，動者的內在工作因為被自己的哭泣打斷而停止。在這回合中，動者並沒有因為哭泣而停止她的工作。那麼當動者哭泣時，他也有另一個機會練習洞察。他想要有人靠近他嗎？如果不想，他可以清楚知道他的界線嗎？就像這回合裡面的動者：「我碰觸那哭泣的動者，但她退卻了。」

如果他真的想要與人接觸，但卻沒有人過來，他的內在觀照者可以處理好他的需要嗎？如果他真的想要與人接觸，而且有人靠近，怎樣的靠近或接觸是他需要的呢？他允許嗎？關於痛苦和安慰、投射和直覺之間的關係，在這次的群體練習中，參與者更深刻地涉入這些問題。

當直覺在動作和觀照的經驗中變為更清楚的指導時，參與者轉而以更加親密的方式來和彼此對話。因為人們開始相信自己所發展

出的能力，不只是擁有他自身的投射和判斷，而且是相信其他人也有夠強壯的內在觀者做同樣的事；這時候，在這些人的對話中使用代名詞「你」是合適的。直到現在，在指導中鼓勵使用「那位動者」、「她」或「他」仍是重要的，這個方式有助於保護每個人，避免被指名道姓或被直接點名。當語言變得更親密時，通常也變得更簡單、更真實。有時候詞彙愈少，人們之間的關係愈深厚。在多年練習朝向「意識言說」（conscious speaking）之後，詩歌誕生，如同最後一位觀照者的奉獻，在群體意識的經驗中浮現。

覺性身體

奉獻

子貢問曰：「賜也何如？」
子曰：「汝器也。」
曰：「何器也？」
曰：「瑚璉也。」[22]

——孔子

形式之浮現

大成若缺，

其用不弊。

大盈若沖，

其用不窮。

大直若屈，

大巧若拙，

大辯若訥。

是以聖人處無為之事，

行不言之教；

功成而不居。

夫唯弗居，是以不去。[23]

—— 《道德經》[24]

---

22 子貢：原名端木賜（520-446 B.C.），春秋末年衛國人，字子貢，孔子七十二弟子之一。瑚璉：古代玉器，春秋時宗廟祭祀時，貴族用來盛放黍稷的珍貴祭器。形容人為「瑚璉」般的器具，表示此人如同瑚璉高貴，或是具有擔大任的才能。

23 譯註：原文非出自《道德經》單一章，為第二章和第四十五章摘引。譯文依據原文所引。以下為《道德經》第二章和第四十五章原文。第二章：「是以聖人處無為之事，行不言之教；萬物作而弗始，生而弗有，為而弗恃，功成而不居。夫唯弗居，是以不去。」第四十五章：「大成若缺，其用不弊。大盈若沖，其用不窮。大直若屈，大巧若拙，大辯若訥。靜勝躁，寒勝熱。清靜為天下正。」

24 米契爾（Stephen Mitchell）譯，老子，《道德經》（*Tao Te Ching*, New York: HarperCollins, 1988），頁45。

從場中的種種現象裡，可以看出我們真實動作修練的訓練已經愈來愈成熟了。當我們從覺性的身體踏入奉獻的殊榮時，並不表示我們已經有「在場」的能力；而是我們有能力注意到自己何時在場，何時不在場。這個察覺能力增強時，才表示我們更能夠「在場」。當我們在場時，超乎個人歷史的細節、銘刻在身體之中的那些歷史事件是顯而易見的。雖然這些細節從未真正改變，但因為這個朝向意識增長的練習，讓我們與細節的關係改變了。這個關係之所以能發生改變，是來自於被別人看見、看到、歸屬感，以及觸動、被別人感動的經驗。感受到「個性」和「在場」兩者之間的區別變得明顯，同時施與受需要的自我愈來愈少。「臨在」讓身體如容器般浮現，而能「奉獻」。在觀照圈的開放空間裡，這個修練本身將為奉獻的達成奠下基石。

　　帶著發展中的清明與慈悲，每個人耕耘著內在觀者；我看著他們來，一個接一個，進入清朗、開放的空間。在這裡與另一個人相遇，會喚起奉獻的渴望，以及意識到自己想望另一個在場的人接受這佈施。也許，人們已經被其他人充分看見了；也許，他們知道歸屬感的需求被充分地滿足了。當受到恐懼或敬畏挑戰時，他們記起了在心底深處或周圍那難以言喻的耀眼能量。當他們在這裡承認彼此、表達感恩，他們的動作和言語成為奉獻。他們的在場成了奉獻。在這澄澈清明之中，當想望注入到專注的練習時，奉獻的經驗變為可知。

參與者安靜地抵達或離開這清淨之地。在這工作室裡聚集好幾天，只有在練習述說和傾聽以及傍晚的討論時，才會一起說話。即使彼此在近處歇息、飲食，也都是處在靜默中。這樣的社交靜默使人自由，讓人可以向內專注，將他們從習以為常的社交責任中解放。沒有了社交辭令，人與人之間存在著「空」間（empty space）——吃飯時，往返工作室的小徑上，經過紫藤，在草坪上等待。見證到人們與「空」間的關係，注意人想用語言填滿「空」間的渴望，或是發現因為免去社交的刻意融入，而變得舒緩；這樣的觀照使得進入關係的經驗更加清明澄澈。此時在工作中，有些人開始渴求靜默甚至孤獨，並以個人的隱遁回應內在生命的變化。

　　跟做為老師的我交談時，每一位都在思量把自己交給「奉獻」的練習，她們選擇一種或多樣方式，發展獨特天賦，讓個人的穎悟和天性來引路。有些人急切地想要繼續在身體和語言的關係中工作、研習、練習真實動作和身體文本的修練；有些人希望在姿勢體態本身的轉換中研習、練習到更為完備，則投入真實動作和舞蹈的修練。因為這個訓練的核心是發展關於身體和語言的連結，所以自然會見到「奉獻圈」中充滿舞蹈、詩歌或散文。無論如何，源自於真實動作的繪畫、速描、雕塑、音樂、戲劇和影片，也可能是發掘藝術的豐饒之地。而有的人在練習中漸漸體現本質上超個人的能量，加深他們對真實動作修練的投入；他們選擇這種形式支持自己與能量現象的發展關係。當這些能量透過身體動作的移動，且可以被見證與被接受時，它成為一個奉獻。

　　朝向沉浸於文本體現（embodied text）、舞蹈（dance）和動能現象——有些人三者全選——人們相信他們想要「在場」的意圖，

相信他們稍後能記起先前動身體時、觀照時發生過什麼。「追蹤」成為自動運作的經驗。「我在哪裡？」已經很少問到；更多的是：我知道「我在這裡。」因為內在觀者更恆常持續地保持在場，人們可向更深、更廣的經驗屈服，直到新的內容、恐懼或敬畏出現。如是，再次回到本質上做基礎的追蹤就很重要了。

在這裡和覺性身體工作，直覺之知的學習變得更加活躍。對這種可能性要保持全然持續的警覺，亦即我們所認為的直覺的知，實際上可能是投射，此時在這裡也有更多的空間來探索這些現象本身。雖然未解決的內在素材的干擾是看得見的，也都保持開放的可能性，但有時，在長圓圈內的人們，選擇轉移他們的注意力，從直覺之知轉向觀照。

因為動者的內在觀者增強了，這個內在觀者的發展直接協助她自身的成長，也就比較不需要外在觀照者來服務動者。現在的觀照者選擇「奉獻」，無論動者的工作可能需要述說或不說。長圓圈裡也開始不再需要共同協議、指派一定數量的觀照者。就各方面觀之，來自覺性身體的奉獻練習，動者和觀者在圓圈裡漸漸地顯現為相同。

圓，人類最早知道的形狀之一，這個形狀包含了文化中持續對精神生活的扶持。我們可以想像在最初的圓圈裡，動者和觀者們向上帝奉獻，療癒便發生了。圓圈出現之時，詩歌被吟誦，全身舞動，其他面向的覺察也隨之進來。接著，擁有偉大創造力的靈魂顯明，此亦持續見於現在的神祕傳統；神祕傳統具體顯現祈禱，將祈禱織入超自然，禱告清空自我——這準備好釋放、奉獻的自我。

在真實動作的修練中，練習朝向臨在，發展進入現時現刻，此

時經驗到空性的身體如一個容器。從身體這樣的空性之中，浮現奉獻的渴望。就是在這裡，形式本身變得透明。從靜默來了字詞；從靜止來了姿態；從臨在來了能量的直接經驗。在兩人一組和群體身體的工作時，可能祈禱：「在祢的臨在之下，我願得以體現我的真實，述說我的真實。」現在，當奉獻產自「空」，產自世上生靈經驗神聖之所，可能祈禱：「在祢的臨在之下，願光明將字詞、姿勢注入我的真實。」

文本體現

神祕主義者最初的文本……是他的身體……

——安東尼奧・德・尼可拉斯

（Antonio de Nicholas） [25]

在身體和字詞之間的研習與修練，其經驗朝向身體文本的發展。來自於身體知曉的字詞，降生於意識之內，並以多種形貌進入世界。當這些字詞被命名，且被奉獻出來為我們所用，便成為敬獻的表達。從覺性身體的直接經驗中浮現這些字詞，出自清淨空間，不被個人性格的厚壁所阻礙，這些字詞會成為力量，照亮人神合一的瞬間。字詞本身和奉獻之時成形的詩歌、曲調、詠唱，可能就是這奧祕的直接知曉。有時當文本圈以外的人來讀這些字詞時，字詞就會散發出這種直接的知曉。

從長圓圈開始，我們站著而非坐著。從站立的姿勢經驗「空」，允許身體為它平實的力量所動。個體可能因為敞開進入

---

25 譯註：安東尼奧・德・尼可拉斯，美籍西班牙裔詩人、作家及譯者，著作等身。參見德・尼可拉斯，《聖十字若望：靈魂煉金術士》（*St. John of the Cross: Alchemist of the Soul*, New York: Paragon House, 1989），頁 52。

「空」，而感覺被推、拉、搖晃或被融化。從觀者到動者、從動者到觀者，如此移入移出貫穿整個工作循環，角色的進出會因為姿勢轉換而變化。

這個儀式始於每天早上第一回合活動開始前，從練習中很自然地產生，從站立姿勢開始，眼神交會之後，鈴響，觀照「空」，有人張開眼睛走進去，沿著圓的內緣逆時針走。足跡在全時、全地中標誌出我在此刻的存在。「我在這裡。我在這裡和你一起。」因為人們在不同的時間點開始走路，當其他人從面前走過時，有些人可能還站著。如果他們雙方選擇，這是一個機會讓走動的人和站著的人互相看見，也是眼神接觸的新經驗。

有些人選擇進入這個儀式，沒有進去的就繼續站著做觀照者。人們以自己的方式走進去，踩著自己的步伐，直到從另一個洞察之地動作，他們選擇成為動者抑或回到原來的位置站著當觀照者。這時候，另一種「開始」的經驗發生，人們選擇成為動者或觀照者，是出自於步行的經驗，而非來自坐著或靜靜站著的經驗。

長圓圈在一個小時內開始，發展，然後結束。在第二個小時裡，每個人書寫自己做為動者或觀照者的獨特經驗。當人們在書寫中探索體現的經驗，而不僅僅只是寫下**關於**身體的經驗，他們會發現一種新的方式，知道經驗和文字之間的距離，以及這種距離的消失。書寫的過程能強化從身體直接散發出來的文字覺察。

書寫者的目標是要將經驗轉譯為文字，並且／或者是澄清經驗，使它進入意識；而不是為了寫出優美或令人驚嘆的詩歌。如果這文字可以奉獻給他人，真心接收並領受，這個經驗如被滋養或引起共鳴，這就是祝福。

洞察練習經由書寫經驗持續地進行。人們書寫時或流暢、或細心思慮、或快速，或停下喝杯茶、吃點巧克力和堅果。他們琢磨、淬煉字句，或一字不變。他們寫下自己的動作、對於他人或者關於群體的經驗。當人們的書寫涉及他人，他們有意識地在「我看見一個人」、「我看見他」、「我看見人群」或「我看見你」這些句子之間選擇，讓語言得以反映經驗到的某種親近程度。有時候，在書寫中見到代名詞「你」，表示他們可能正在對他的神或其所進入的神祕境地述說。

這個工作在每回合的第三個小時，在坐著的圓圈中達到高潮，文本體現在這個圓圈裡奉獻出來。以不同方式，有人經由當讀者而成為動者，有人藉由聆聽而成為觀照者。長圓圈開始時，我們將注意力帶往「空」，再開始我們的文本圈。這時而出現的文字是出自於「空」而出現的文字。那分享的人，屈身向前，雙手平放在地上，向讓她的奉獻完成的人致敬。那些選擇加入這個姿勢的人，禮敬回應已收到奉獻。

雖然在文本圈的某些時刻，人們繼續給出自發性的言說觀照，然這個時候的練習根本上來說是個閱讀圈（reading circle）。再次強調，省察是必要的。一個人選擇什麼奉獻？何時、如何奉獻？要獻給誰？如果明確要獻給某個人，可以選擇看著那個人，而在相當成熟的團體裡，如果感覺適當，甚至可以在奉獻開始時說出那個人的名字。有時候奉獻是給整個團體的。如果是要奉獻給存在的神靈，要鼓勵與指示奉獻者選擇在何處：進入這圓的空，向上朝天或向下入地，或向存在內心裡面的神靈，或者可能向和這人有關的神靈奉獻。

雖然在這練習最初的意圖是朝向奉獻與接受，個體深度地經驗與感覺到看見和被看見，還有很強大的歸屬感，因而參與了整體。在文本圈裡，文字最早是以閱讀詩或散文的形式而被奉獻出來。當團體工作在這脈絡裡發展，某些給予出去的文字得到聽者的迴響。而之後，隨著身體與文字之間的關係持續發展，這些迴響成爲吟詠與歌曲。

　　今天，一同參加群體工作的六個人到來，進行爲期五天的靜修，每一位選擇繼續在身體和文字之間的關係工作。午後時分雖然鳥屋是空的，我們仍可以聽到從柿子樹上傳來鴿子的咕咕聲。有人指著那優雅的白色小不點，牠正在啄食美好的橙色果子。

　　長圓圈要開始了。站著，我們不再伸出手讓身體圍成的圓更明顯，而是信賴我們現場的能量。眼神接觸、空、圈出圓的內在，有人當動者，有人當觀照者。光線穿過大門，在地板上照射出兩塊光亮的矩形，我看見動者們爬來爬去、滾來滾去、伸長了手、滑進滑出那兩片亮塊。有個人整場靜靜坐著，他面前是一池亮光。一小時後，我搖鈴三次，我們觀照「空」結束這個長圓。

　　人們各自找個地方沉澱，準備書寫。一位女士用摺起的披肩當做椅墊，坐在進門窗下的位置。一位男士在草地上伸長了腿，在草皮那兒倚著樹。兩位女士坐在門外露臺上的長椅，另外兩個人將坐

墊靠在一起，坐在角落靠近石缽的地方，其中一個人還帶了蠟燭。我能看見火焰閃耀著光芒，映入石缽的腹肚。

又過了一小時，人們回到閱讀圈。從身體到文字，再從身體發聲——動者、動中觀者和觀照者奉獻的詩歌文辭，交織出長長的一縷文字穗帶。弔詭的矛盾浮現。每個人的聲音都有其獨特的表達，這也是精華所在，出於此人的發聲，證明了他在群體中的奉獻。如這個人在進入時的文字被接收、吸納，此人也化為群體中的人。

現在這一位動者開始唸出她的經驗：

> 進入這個圓
> 進入曼陀羅（mandala）
> 進入子宮
> 在這裡被安全地托住
> 在這裡被滋養
> 我能過著這奇異的、
> 蒙福的身體生活
> 腹肚、骸骨、嘴唇
> 眼淚、記憶
> 思緒之流。
>
> 地板拉著雙腳
> 遊移在開放空間

變成內八字
向內彎著走
膝蓋幾乎敲到地
啊，這感覺真好
腳步微開
走入某個人
而非其他地方。

另一個動者讀出：

我在淚裡走著圓
我在淚裡走著圓
在時間裡
在歌曲裡
我歸屬
永遠
謝謝你
夠好了
我夠好了。

兩位不同的觀照者回應著她讀的：

你行走的動量
為我撐起這個世界。

我數算你的行走。
我仰賴你的行走。

你為我擾動一室。
你為我哭泣。
我需要你在這裡，就在這裡
做你在做的。
循著你的眼淚。
我繪出眼淚的地圖。
我為每一滴淚命名。
哀痛在我的肋骨下湧起。

然後另一位動者讀出：

這缽　這空杯
盛著世界
讓它傾瀉
這杯盛著光、盛著淚
你深深的悲痛　還有我的
這光　這頸子　這粼粼
這苦難的拳　我再次親吻
再一次　我苦難的小生命
再一次　這可憐的，悲慘世界
這光明閃耀的世界

向前傾瀉
再一次
讓它傾瀉。

有位男士先以觀照者，後以動者來回應：

我看到你親吻你那苦難的拳
我也吻了我的。

我站著呼吸。你的淚推著我
去忍受我的痛
身為一個父親
一個哭不停的
嬰兒的父親。
我再次抱住她。
願我能忍受緊張、
忍受侷促不安
這驚恐、這淚水。
我捧著一個包袱
前後搖晃
能抱多久就抱多久，能抱多久就抱多久。
我再次抱著我的孩子。
我看見大母神（the Great Mother）
擁著抱著孩子的我

然後寧靜降臨
繞著我的手臂，進入我心裡。
我敬畏
擁著、抱著
我的孩子。

另一位動者讀出：

我走向缽
在那裡　我是個嬰孩
在很久以前
就被遺棄了。
我走向缽
雙腳劇烈顫抖
我幾乎聽不到
自己的呼吸聲。
慢慢地我的雙手拉近四周
環繞著我而下，進入源井。
弓身向後
點一下、手腕點一下
沾染入闇黑
裡頭墨黑耀眼
耀黑　好些黑暗光輝

這「空」的聖壇，我看見你抵達那兒。

我看到你伸手向後點，擾動--缽光亮。

我觀照著。我被喚醒了。

我觀照著。我居中斡旋。

不同的是我的焦點是你

在我之內的你。

我居中斡旋。我觀照著。

我從沒想停止。

另外三位動者讀著：

虔敬。我張開雙眼並發現

我已成為

某個比我還大的伴。

我掩住雙眼尋找黑暗。

　　我不知道此時該動或要靜止。我不知道這個時間要觀照或繼續走動。我不知道此刻該向左轉或向右轉，該提高肩膀一點、動動某根手指或大拇指、或者整隻手。這是接觸你的時候嗎？我無從得知。我移到中央去。

　　我懸宕猶疑，當時你向右轉、提起肩膀、動了動手指，然後你整隻手都動了起來。我鬆了口氣，看你移到中央，像盪過去似的，好像你被什麼抱著。我失

去重量了。

此時一個動者繼續之前的朗讀：

> 我掩住雙眼尋找黑暗。
> 骨盆一吋吋慢慢抬起
> 吸入
> 我的陰蹻（yoni）[26] 接受這個世界
> 骨盆一吋吋緩緩下降
> 我的陰蹻生出這世界。
> 我顫抖。
> 我歌唱。你來到
> 並把我的手從眼睛上移開
> 把我的手放進你的手心。
> 你的手，柔軟且有人性
> 你的手聽到我的歌。
> 我的歌唱著它自己。

一位動中觀者回應，接著是觀照者的回應：

> 不知道

---

26 譯註：yoni 在梵文中意為女性生殖器官，具有「神聖通道」的意思；在印度教中，yoni 表示自然的創造力，為女神 Shakti 的象徵。中國道家練功法稱此為「陰蹻」。

不知道要做什麼
我盼望
盼望有人
能指引我。
當我移到圓圈的中央
你出現了
如我所想的，在地上
低處並歌唱，唱著
我深切需要的歌。
我把你的手放入我的手中
聆聽著。

毫不遲疑地
把我的心放進你手心
感覺你在這裡的層層微妙
安居在我裡面。
我認得你。

另一位動者讀出：

什麼才是我正確的祈禱姿勢？
雙膝跪地
我雙手交疊
覆在心上。不對。

我一隻手
放在頭頂
另一隻手擺在心上。
不對。
現在我手心向外
雙手來到身體兩側
而我進到我的中心。
從一側轉到另一側
幾乎察覺不到轉動
我正在接收。
我的祈禱是接收能量。
我正在祈禱。
我的祈求是由能量引導的。

這是祈願之處。
我祈禱我祕密的禱告
　　為我丈夫，為我自己，為我們所有人。
這是祈願之處。
祈禱填滿我的觀照。
原諒我。我真的看見你了嗎？
原諒我。
我看見祈禱
　　在你繞著圓圈走。
我看見祈禱

當你抱著那嬰孩。

我看見祈禱

　　當你將手腕伸入缽中。

我看見祈禱

　　當你的手掩住雙眼

　　祈禱在你手裡的她手裡。

我看見祈禱

　　當你的手向外來到身側。

我真的看見你了嗎？

原諒我。

這是祈願之處。

在這最後一個早晨的最後一回合

這向外的窗戶呼喚我

內在之火呼喊我

平衡了我體內的兩個世界

我如何言說這最後的禱告

這首詩就是我的祈禱

喚我所愛之人的名進入缽中

喚我所愛之人的名進入缽中

一道陰影掠過

一道傷害、疼痛、失落、憤怒、悲哀的陰影

我的生命，我的天性　沒有什麼得修復

我的生命是顆黑石

我的生命是管白翎
願這「空」祝福我們
願喜樂強壯
願我們繼續
願我們繼續
我聽見你的歌。

　　看著風拂動花朵，我坐在工作室門外的長椅上，等著招呼參加者進行另一次靜修。人們在靜默中來到，先來兩位，接著一位，然後三位。有位女士帶來一束白色的大波斯菊。我將花朵插在矮桌上的花瓶裡，然後我們開始：眼神接觸、放空、繞圈走、觀照和動身體，然後書寫，將身體經驗轉譯為文字。

　　當大家準備好去朗讀他們寫下的內容時，我描述一個新的參與方式，發展、生長自文本圈的練習。奉獻者說出的字詞開始進入聽者的回應，顯現在他們的奉獻、產生迴響。

　　有人讀出他們當動者或觀照者的經驗。除了以眼神接觸或其他感覺時空與之搭配的朗讀來應答，我邀請你以聽者的身分回應有所共鳴的一個字或語詞。這個經驗與先前的工作迥異，之前觀照者回應動者所言是為了幫助動者。現在我邀請你對特定的、被獻出的字給予迴響；當你接收了它們，感覺起來它們

就像是屬於你的，因為你被它們拉了去。

一位動者讀道：

進入圓圈
進入曼陀羅
進入子宮
在這裡被安全地擁抱

當我們傾聽這位動者朗讀的時候，如果有人聽到某個字或語詞，認為他們可以用明確的字來回應聲音，這是一個練習接收奉獻的機會。

現在有位聽者發出回聲：

在這裡被安全地擁抱

類似地，另一個人有所認同地發出回聲：

在這裡被安全地擁抱

奉獻的人和聽者可以一再回應某個字或語詞，任其改變並發展。現在一位聽者迴響：

　　　　　　　在這裡被安全地抱住
　　　　　　　我在這裡被安全地抱住
　　　　　　　我在這裡是安全的
　　　　　　　我在這裡，被安全地抱住
　　　　　　　我在這裡

現在另一位聽者的聲音回應改變中的語句：

　　　　　　　我在這裡
　　　　　　　我在這裡
　　　　　　　我必須要在這裡

而另一個人給予他自己版本的回聲，改變字詞以反映他的經
驗：

　　　　　　　我必須要在這裡
　　　　　　　感恩，感恩
　　　　　　　我能留下嗎
　　　　　　　我能留下嗎

有時候多人對某個讀出來的字或語詞發出回聲：

　　　　　　　感恩
　　　　　　　　感恩

感恩
　　感恩
　　　感恩

　　當內在觀照者以更加澄澈淸明的字和語詞回聲時，動者和觀照者的差別變得較不淸楚、也較不重要了。當群體接收那些發出的聲音，也被識別時，原始的奉獻便被釋放、被轉換了。

　　動者和觀照者以非預期的方式感覺到被看見，即便選擇回聲的目的並不是要藉由重複他們的字詞幫助朗讀的人。有時候，回聲被經驗爲智慧的原始漣漪。動者需要觀者。觀者需要動者。奉獻的人需要接受的人。接受的人需要奉獻的人。因爲另一個人的存在，存在變爲可能。

　　是開始文本圈的時候了。我們聚集，凝望注視空，不知道什麼將升起。

　　再度獻身於我的恐懼，我是第一個踏入這空圓的人，
祈禱披巾（tallit）[27] 庇護我。是否我正以歌唱呼喚觀照圈
的每一位來加入我？是否我只是在宣告：「我準備好了。
你準備好時，就過來。」我行走，緊緊抱住自己。眼淚，
好多眼淚。我輕聲念著示瑪禱文（Shema）[28]，而現在我

---

27 祈禱披巾是猶太敎男性晨禱時所用的披巾。
28 「示瑪」的意思是「聽」。猶太敎傳統中，示瑪亦指猶太人每天唸誦的三段
　《聖經》經文：〈申命記〉第六章 4-9 節、第十一章 13-21 節和〈民數記〉第
　十五章 37-41 節。

歌唱。

我準備好了

我準備好了

兩位觀照者回應：

一輪又一輪，這歌永遠傳唱

閉上眼睛，嘴唇發顫，抬起臉龐

我孫兒的第一聲啼哭

老嫗（crone）[29] 的無盡哀嚎

無盡哀嚎

你繞著圈行、嗚咽

擾動一室　擾動一室

如水流的聲音

擾動一室

簾幕一室

如水流的聲音

簾幕一室

響音之流

---

29 crone 為民間故事、神話傳說中的典型角色，形象為老婦。她經常表現出失禮的樣子，但具有超自然力，可助人或造成阻礙，時而顯現神祕的智慧。

聽哪！聽哪！（Shema Shema）[30]
擾動一室。

響音之流

現在一位動中觀者朗讀道：

我進入它抑或它進入我？
我的手，這些手，它們觸及
你的嗚咽、你的呼吸、你的哭叫
現在這大地將我拉倒
我向後傾斜張開嘴吸入空氣
呼出空氣，我是空的、空的且被點燃
我在這裡、在我身體的聖壇消失
我是溶解的動者
只有雙手只有嘴巴只有繞著黑暗的聲音
而光明開啟

開啟　我完全不在這裡
開啟　我只是在這裡。

---

30 Shema的字面意思是「聽」，亦如前述之示瑪禱文。此處或許指禱文或單純字面意思，也可能兩者兼之。示瑪禱文的名稱來自其文首字 "Shema" 呼召聽眾，於此經斟酌採取 Shema 的字面意思：「聽哪！」

我進入它抑或它進入我？

這地拉倒我

開而光明啟 [31]

現在奉獻這段朗讀的人，在聽到回聲後，再次重複她自己的字詞作出回音；這次是以一種新的方式，好像頭一次聽到她自己的字，感謝它們被送回來。

開而光明啟

開而　　　光明啟

開而　　　　　光明啟

另一位動者朗讀：

在圓的周圍我讓足曳地而行
我的雙足拖著我更沉入這開啟

---

31 請讀者參考《舊約聖經》詩篇一一九章 130 和 131 節英文（English Revised Version）：「130 The opening of thy words giveth light; it giveth understanding unto the simple. 131 I opened wide my mouth, and panted; for I longed for thy commandments.」和中文（合和本）：「130 你的言語一解開就發出亮光，使愚人通達。131 我張口而氣喘，因我切慕你的命令。」原文中 light opening 斟酌譯為「而光明開啟」和「開而光明啟」。

我記得這開啟。
我記得我戴著圓圈
一個舊的開始。
我記得九月之開
和昨日之始。
我記得：這是我工作
的開始。
我再次記起這些
也是頭一次。
我的頭垂下
我的脊椎長長落下。
落下之時我記得
記得猶豫、顫抖
我呼出一個大大的震顫
發現你在近處
在激顫之中
一種手和腳跟
相符應的共鳴。
你的接近使
某些變為可能。

這是我工作的開始

你的接近

使某些變為可能

一位動中觀者回應：

> 顫抖時我站得離你很近
> 面對你。
> 這是我所立之處。
> 我不知道你是誰
> 但我感覺你在我裡面。
>
> 這是我立身之處。

我不知道你是誰

這是我立身之處

另一位動者朗讀：

> 螺旋向下穿透地表
> 我們飽受威脅和脆弱的地
> 向下穿過漩渦
> 直入中心
> 感覺空氣起細波、靈魂泛漣漪
> 穿過我的指間

注滿

空無（nothing）的神聖氣息

產生一切

就在這兒，就在這兒

就在我手裡。

一位聽者給予回聲並繼續她自己的經驗：

空無的神聖氣息

就在這兒，就在我手裡

這裡，我掌握它

我掌握我的神聖

我的靈魂就在這裡

我在這裡

我是神聖的

一位觀照者讀出：

你的手指，我看見你的手指

好像篩子般

光亮自縫中落下

生命自隙間穿過

我的生命

探索我的記憶

我失去的地方。
你為我再次尋到它們
篩落。我記得你。

篩下

我失去的地方

一位動者朗讀：

傾聽那外面的風聲
我傾聽著裡面的聲音
就在我的背上，我雙手圍成杯子
眼前是緊密的縫隙。
腳指頭蜷縮
提起我的腳
現在腳底有隻眼睛
像是潛望鏡看著你。
這隻眼，我的眼，游移著
來到我的掌心
現在看看我另一隻眼睛
在我另一邊的掌心。
我打開手，伸展開來
靠近一點

我看見我看著自己
　　透過光
　　我雙手之間的光。

三位觀者給予同樣的經驗：

　　我看見你雙手之間有光。

　　我看見你雙手之間有光。

　　我看見你雙手之間有光。

兩位動者朗讀，然後第一位動者繼續：

　　看著空器皿裡的光
　　我爬向它
　　完全倒地
　　落入空無
　　朝向靜默
　　渴望靜默
　　渴望不停地說故事
　　去融化、滲入寂靜。
　　當圓圈的聲音
　　使我滲透

且落下
有人將她的身體
倚著我的腳底
好像我是活著的
好像我屬於這裡。停留。

我渴望靜默

停留，留在我身邊，留著

歸屬
如我所是，
所有
我所是
長久、長久的
時間以來
真實，永恆
在我們之中
我在這裡。
現在　將不會太久
這也不會很久
在我記得之前
是我偏愛
歸屬。

是你的在我裡面。
渴望有意識
渴望慈悲
渴望
歸屬。

　　　　　　　我在這裡如我所是，
　　　　　　　　所有我所是

　　　　　　　　在我記得之前

　　　　　　　　渴望有意識

　　　　　　　　　在歸屬

　　　　　　　　以前、以前

你停留
倚在
我腳底
或者這是上帝？
我聽到：
「你可以的
我曉得你的痛苦

我與你同在
你並不孤單。」
這是上帝嗎？

　　　　　　這是上帝嗎？

　　　　　　　這是上帝嗎？

　　　　　　　　我與你同在

一位動者奉獻最後一個朗讀：

再一次進入
在鈴響前幾分鐘
進入我的髮夾
我遺落在空間裡的
這一個
當我再度成為觀者時
忘記了。
現在我看到它了。
看到背後我所遺落的
部分的我
那些我不再需要的。
再一次進入

在鈴響前幾分鐘

我躺下來

滑入

讓我的髮夾

滑入口袋

為了一些珍貴的時刻

滑入

絲緞光芒的

寂靜的

無聲海洋

我髮絲散落。

　　冷冽的冬雨再次降下——更多羊毛襪、更多蠟燭，還有熱茶。桌上蠟白的水仙一定也想喝一杯茶。水仙枝葉在空間中的伸展很美。我們從繞圈走開始，雨聲湧入我們的寂靜。人們動身體並觀照，寫作、歇息，並準備進入奉獻的禮物、參與接受的恩典。

　　隨著奉獻圈（offering circle）的發展，迴響持續復沓。有人開始在朗讀的時候作姿勢。有時候人們念過一遍，擱下他們的筆記，然後一次又一次地重複他們的奉獻或其中一部分反覆練習，說話時擺出姿勢。有時候一連串的回音成為吟誦或歌唱，有的伴隨著動作手勢，有的沒有。當字詞回來進入姿勢中，再回來進入身體裡。人

們再次進入探索，或以一種嶄新的方式進入，這是受到鼓勵的。我們從身體到字詞，又再一次回到身體；不過，也因為內在觀照者的成長，我們到達了一個新天地。我們來到這新天地，心懷感激，此時動中自我和內在觀照者之間，身體和語詞之間相互融攝。

一位動者讀到：

起始是提心吊膽的，我們開始了。
讓自由進來
放鬆我的身體
讓它放鬆
我的身體自由地放鬆了
就聽它的嗎　就順從它嗎
我耐得住如此的自由嗎？
繞圈走、晃晃手臂、晃晃手臂
坐下、站起
踮著腳尖走路並呼吸
讓光進來
我撫弄這道光
幽微的閃爍的
現在在這兒　現在不見了
現在在這兒　現在不見了
就在那一瞬間！
一閃明亮的瞬間

我的身體在水裡自由地放鬆

喔！我現在在河裡流呀流

讓它流呀

讓能量過來

讓能量離開

一時在此　　一時消失

這閃耀的

這光

鬆開

我的身體吧！

朗讀的人繼續。

閃耀的這光鬆開我的身體吧

閃耀的這光鬆開我的身體吧

閃耀的這光鬆開我的身體吧

閃耀的這光鬆開我的身體吧

閃耀的這光鬆開我的身體吧

其他人加入她吟誦的循環，一次又一次地反覆、反覆……反覆了一段時間，直到這誦念自我完結。一陣寂靜後，下一位接著朗讀，她的手在胸前張開，雙手和言說一致地律動。

恩典

經由我的掌心
她進入我。
我親吻那
知道如何開啟
記憶的地方
這是我僅有的瞬間
就在當下，我僅有的身體
我僅有的手指，僅有的腳趾。
這個人靠近我
這些目光跟著我
在我裡面的搏動
我所有的，我所是的
只存在於現在。

　　　　　　　　　　　我僅有的身體，
　　　　　　　　　　　　我僅有的身體

　　　　　　　　　　　　　我所有的

有位觀照者唸出他的文字，關於一位沒有讀出寫作的動者。

　　一而再，再而三
　　你的拇指互相摩擦
　　舒緩我

撫慰我
一而再，再而三
我相信你會停留在這小小的動作
持續它所需要的那麼久
我和你一起，珍惜這微小而平凡的奇蹟。

有位動者讀道：

就是現在
一滴淚從我左眼流下
一滴淚從我右眼流下
在我的鎖骨之間
這凹槽中間
眼淚匯盈一潭。

有一窟穴
在隱微的角落之後
在那兩片骨之間
引向你喉頭之內的祕境。
隨之　我進入那窟穴內
尋求內在的相遇
與我軟弱裡的上帝
那最溫暖的、慈愛的上帝。

我的穴窟內

溫暖的、最溫暖的、最最溫暖的

那兩片骨
那兩片骨

有位聽者附和著「那兩片骨」，並誦念著這組詞語，手指放在「那兩片骨之間隱微的角落」。其他人回聲吟誦，也有人加入手勢。「那兩片骨」……現在我聽見這組詞語在熟悉的曲調下被唱出來，在我們所有人都加入時，我看到了更多笑容，感覺相當喜樂。當人們反覆地唱誦這首歌時，這首歌便緩緩朝向那正在成形的開啟，輕巧的誦唸轉變為一陣嗡嗡低鳴，字詞就這樣改變了：從「那兩片骨」變成「我的骨」，變成「家」，變成「回家」，然後移回吟誦；最後，當人們用手敲著「那兩片骨之間隱微的角落」時，字詞又從「回家、回家」轉入寂靜。安靜且沉寂了一會兒，淨空的空間開啟另一個奉獻。

　　我是這麼地害怕感覺，害怕感覺太多。我請求：感覺。我想要感覺每件事——失望、深深的羞愧、單純的喜樂。我接受一支舞，盡力地跳這支舞，雖然有時還是笨手笨腳。但我就是這支舞。這段舞蹈是我的禮物。我能將它給予出去嗎？我送出這祝福。感覺的小徑引我到你這兒，到這個圓圈，到這個當下。對我而言這並不是個完美的地

方。這是現下唯一的地方，這裡，是我所在的地方。我不是最適合這裡的人。我在這裡。

　　　　我害怕感覺太多

　　　　　　我害怕太多的感覺！

　　　　　　　　我不是最適合的人

　　　　　　　　　　我不適
　　　　　　　　　　我不合

我在這裡如火焰般
這一把火煽動著我的圍巾　提起了我的臂膀
呼吸著我的火
我的身體是一道焰
我的手腕舉著火炬
上即下　明即暗　入即出
字詞在呼吸間燃燒
行過語言
行過某人　在那裏　誰關心
字詞在哪裡
火在這裡。

你拍打並提升
我放低我的手
放在地上
把熱放在地上
把搏動放在地上
把我的火放在地上。

另一個動者也奉獻：

腳跟重擊，節奏響起
甩頭　仰起
我的嘴張成一個圓
我在火裡跳舞。

我在火上跳舞。
我是火。
我欣喜若狂。
我心狂野地跳著。
我心狂野地跳著。
我燒起來了。
我心狂野地跳著。
我心狂野地跳著。
我是巨大的能量。
我是巨大的能量。

巨大的
狂野的
火，野火
燃燒我的脊椎
燃燒
當我看到你
跳舞
當我接收
你的光
標誌這地方
標誌這地方。

　　聽到另一位聽者的經驗後，或許她因為感覺被看到、被接收而有所鼓勵，同一位讀者給出更多奉獻。

我能包容它嗎？
它容得下我嗎？
我在能量裡面。
能量在我裡面。
我在神裡面。
神在我裡面。
我心狂野地跳著。
我心狂野地跳著。
我心狂野地跳著。

我燒起來了。
現下我無法看
也無法說。
我心狂野地跳著。
回到我的位置上
我聽到內在的聲音：
「回來吧
回家吧！」

　　　　　我燒起來了

　　　　　　我能包容它嗎？

　　　　　　　　我無法說

　　　　　　　我無法看

　　　　　　　　　　回來吧
　　　　　　　　　　回家吧

　　「回來吧，回家吧！」我們聽到這些字句，已經被帶入團體場域，現在被喃喃唸著、唸著……直到出現兩個人，他們一起低語這些字句，同時慢慢移向對方，進入奉獻圈的中央。眼神接觸愈來愈深，呢喃漸趨飽滿，直到一聲更低沉的吟誦出現。現在大家不是靜

靜地待在中間，而是跪著膝蓋溜到圓圈的另一邊，互相交換位置。
吟誦變回低語，最後回復靜默、沉寂。經過一段很長的時間，一位
動者說話了，她的聲音在顫抖：

　　搖擺又發抖
　　震顫又搖擺
　　沒有文字
　　沒有感覺
　　我不知道。
　　旋轉到地板上
　　在圓的邊緣
　　等待
　　沒有答案
　　我不知道。

　　　　　　　　　　　我不知道

　　　　　　　　　　　　我不知道

　　　　　　　　　　　　　我不知道

　　我們圍坐成圓
　　我們的身體圍繞著你
　　我看到你。感覺到你。

在未知中扶持你。

坐著
在圓圈裡祈禱
祈禱文
在你眼裡，你的手心
你的腳底
輕輕觸摸臉，觸碰脊椎
我們捧著
生命之靈
以我們的肉身獻祭聖壇
巍峨的母親殿堂。

                我們捧著生命之靈

我放棄所有
希求此刻立於祭壇之側
我祭獻羞慚與懼怕
如此我是否夠格
於此刻立於聖壇之側
我放手
      放掉你喉頭湧聚的淚潭
      放掉你舞蹈的禮物
      放掉你披中的拍搏

放掉你腳跟的重擊
放掉你的搖擺和震顫
放手是為了
此刻立於祭壇之側。

　　　　　　我放手、放手、放了

向這圓圈以及所有進來的人
深深地鞠躬
這是無上的榮耀
觸碰它的平和寬廣
如水流般流過
整平並耙梳
這禪宗園林。

舞蹈

　　在所有事件和物質的背後有一股能量，幾乎無法
命名。那裡有片風景被人隱藏、遭到遺忘，那是處寂
靜之地，心靈之域。在那片土地的中央立著一座活的
神殿……所有的歡喜和悲傷，痛苦和危險，掙扎和釋
放，在那裡遇見，一起動著。持續變化的、擺動的神
殿，由舞蹈所築起，成為禱告的舞蹈，便是神殿的未
來……我們來自普世的靈，我們是一體；為此，我們
必得創造。

　　　　　　　　──魯道夫・拉邦（Rudolf von Laban）[32]

　　真實動作的修練汲取自古老和現代的舞蹈。追溯現代舞者、芭
蕾舞者，穿越舞蹈做為儀式的時期、舞者進行儀禮的文化，我們回
到生活和舞蹈密不可分的時代。舞蹈的歷史說出男男女女偉大、自
然、原初的渴望──無論何時何地、處於什麼文化、用哪種語言，
不論信的是哪位神，人們都想在圓圈裡跳舞，舞出生命之輪的圓

---

32 魯道夫・拉邦（1879-1958），舞蹈藝術史上的重要人物，致力於舞蹈理論的
　　研究，其理論奠定了拉邦動作分析的基礎。

滿。在這樣的時代裡，身體的舞動就是禱告。痛苦的舞蹈變為療癒之舞。為神而舞，與神共舞，成為因神而舞蹈。「全體」在這一個圓圈內、在每個人面前呈現，體現了心靈療癒。在這裡，真實動作的修練歷歷在現：療癒實踐、舞蹈、神祕主義。

當舞蹈從集體表達崇敬的儀式中，走向西方的個別身體表演，跳舞的人變少了。真實動作的修練中逐步形成的群體身體工作，則讓更多人又開始跳舞。有時候，新的方法能帶出更多覺知、更多自由。無論動者是靜止、動著或是跳起舞來，在有些時候，觀照者可能感覺自己像是一名觀眾。關於做為表演者和動者，當觀眾和身為觀照者之間的關係，這兩種經驗之間的關連，浮現出一些問題。表演者和動者渴望被看見；觀眾和觀照者則有著想觀看的欲望。

當內在觀照者增強時，動者能經驗到「被注視」和「被看見」的不同。表演的人工作時與觀眾在關係中時，會感覺到一種朝向動者意識的轉換。觀照者也會感受到「注視」（look）和「看見」（see）的不同。觀眾經驗自己和表演者進入關係的時候，也可以感覺到一種朝向觀照者意識的轉換。這時候在舞蹈圈（dance circle）裡面，奉獻發生了，有些時刻是屬於個人，有時是整個的群體；成為一體時，跳舞的人與和觀看的人之間已無分別。

在我們修練真實動作的過程中，某些姿態引出了神祕舞蹈的經驗。當動作能量從覺性身體的直接經驗浮現時，對動者和觀照者而言，這個舞蹈在神祕的姿勢中淨空自己，動作便不可思議地成為神聖舞蹈（sacred dance）。

同樣的六個人來到這裡，進行為期五天的靜默修練（silent re-treat），開始研究真實動作修練和舞蹈的關係。我們從果園的樹上摘下蘋果，帶進工作室削皮、挖空，然後在這空的容器裡填進種子和皮、枝條和葉子。我們討論練習發展的新方式；在這個長圓圈裡，工作方式自然地從動作和觀照中生成。

　　我們從長圓圈開始，站著、眼神接觸、觀照著「空」，然後沿著圓的內緣走，選擇是否與其他站著的人連結。有人繼續當動者，一些人成為觀照者。在這個形式中，「站著」再次成為觀照剛開始的姿勢，就像坐著也是一種選擇。在長圓圈的形式之後，有個簡短的轉換時間，大家寫下或畫下自己或別人的動作，以及那攫住心神的特殊姿勢。這些姿勢還沒被命名。先不為這一些姿勢的內在經驗命名，而是帶著意識再次進入姿勢，讓這姿勢繼續發展下去。

　　舞蹈圈也是以在每個人都站著的狀態開始並繼續。大家眼神接觸之後，鈴響、觀照「空」。準備要奉獻了，有人張開眼睛進入「空」，她再次進入自己在當動者時所發現的姿勢；又或者，這是她第一次進入另一位動者的姿勢——在她觀照時所發現的姿態。在一個完整的奉獻圈裡，個人可以奉獻一個或許多個姿勢，或者完全不提供任何姿勢。那些被動者或觀照者揀選的姿勢，不是因為它有趣、美麗或充滿力量，而是因為選擇的人，深深地認可這個姿勢，

需要它，且必須知道它。個體對於特定的姿勢動作會有所體察，進而選擇進入這個動作，就像是文本圈裡面的聽者，對某個特定的字詞特別有所覺察，然後回應它。

現在我說出新的指導：

當你在奉獻時，要選擇從空間中何處開始：靠近邊緣或在中間？朝內或朝外？這個姿勢是以站著或跪著的位置開始？或整個身體在地板上？依你的時間感進入這個形狀，進入呼吸與此姿勢中。如果這是別人的，練習如它被奉獻時的樣子接受它，而且，當你第一次進入時不要有任何改變。直到你一再、一再地重複，讓它化為你的。選擇一個容易重複的姿勢，可以是你自己的或其他人的姿勢，因為反覆的形式以及韻律感，將成為你進入它的自然指導。

因為你進入這個姿勢時，眼睛是睜開的，所以你的內在觀照者和它的關係將有所不同。你不只專注於自己的動作，在動的同時也和觀照者有種新的連結。假如這姿勢不是你的，觀照者會發現這是他在長圓圈內的姿勢，現在被你做出來，所以會經歷另一種被看的經驗。

其他的觀照者也可能記得，看過動者在長圓圈裡的某個動作，而現在是在新的舞蹈圈背景裡，再一次看見這個動作。也可能他們從沒看過這個動作，因為這個動作是他們當動者時出

現的。

在舞蹈圈裡，一位或多位觀照者會看到這些奉獻，也知道每一位都將要進入，然後，他們會依據個人的時間感，選擇進到這個圓圈裡。就像第一位奉獻的人，她從觀照者成為動者時，可以選擇要待在空間中的某處，在怎樣的高度，是站著、躺著、跪著或坐著。每個人都可以從深思後所選擇的有關位置進入圓圈。每個人就以它被奉獻出來的樣子進入某個姿勢，練習接受。

重複體現一個動作姿勢帶來的自然發展。當動者持續地重複時，群體動作便會在無意識中改變；變化並非出自於想法，想把姿勢變得更有趣、更刺激或更屬於某人，而是動作自身具有的有機性。動者如何睜開眼睛，從姿態中發展並找到她的真實動作呢？

觀照者沒選擇進入任何一個動作姿勢時，就像是一位站著的觀照者。站立的觀照者有可能讓動作的轉換更加連續、不斷裂。現在，原本的奉獻正在轉化成其他的奉獻，因此，任何時刻某個特定姿勢都可能召喚觀照者進入。很快地，個體對於誰原本是動者或觀者，失去了追蹤焦點。就像在文本圈裡的奉獻。任何動者群體，在特定觀照者群體的在場時，個人工作和整體共時性都在進行時，舞蹈便發生了。

是開始舞蹈圈的時候了。陽光灑落，當我們站成一個圓圈時，我注意到每個人的影子；從我這兒到屋子那兒，沿著空間內緣閃耀著，繪出我們身體的輪廓。我們知會彼此，我敲響鈴，現在我們直接專注在「空」。

舞蹈圈開始：

　　我看見一個女人踏入中心，靜靜地站了一會兒，然後緩緩提起手臂、高舉過頭，她伸展手腕，頭往後傾斜，接著，輕柔地呼出：「哈！」提起、伸展、傾斜、呼氣。提起、伸展、傾斜、呼氣。提起、伸展、傾斜、呼氣。另一個人踏入圓圈，就站在那個女人背後，然後緩緩提起她的手臂、高舉過頭，伸展她的手腕，頭往後傾斜，接著，輕柔地呼出：「哈！」現在第三個人進來了，站在第二個人後面，和前面兩個人做著同樣的動作。

雖然他們在不同時間點伸出手臂、頭傾斜、發出聲音，但這些動作、聲音連在一起，好像只有一個動作形式。三個人排成一列，重複做這個動作，這次，在這段時間內沒有什麼改變，直到動作自己完成，然後他們各自回到他們觀照的位置。圓圈再次清空，等待下一個奉獻。

我看到一位女士，先前在長圓圈的形式時，她從頭到尾觀照

著，現在這個舞蹈圈裡，她持續觀照著。

她的內在觀者：

　　　我看到一位男士走進中心獻出一個動作，我認得這是在長圓圈裡的動作。他彎曲膝蓋，延展姿勢，慢慢朝向胸口低下頭。他伸長手臂向下，雙手呈杯形，高舉向臉，但杯裡什麼都沒有。手指間留下許多空間，手心向手心；而現在他伸展手腕，在面前直直將雙手推遠。他持續打直手臂，縮小手指間的空隙；同時伸直、拉長雙手的大姆指，向彼此延伸靠近，現在兩個指尖碰到了。雙腿用力，這位動者看進他對面觀者的眼裡，用他雙手和姆指做出的形狀，框住她的臉。

　　　我看到他深呼吸，踏向右邊；他反覆地做著這一系列動作，屈膝、低頭，雙手向下伸，然後在它們出現的時候，舀起成杯形。他伸直雙腿，雙手創造出那個形狀，手臂在面前推直，同時看進那位觀照者的眼裡，用手框出她的臉。一次又一次，每次都是深呼吸、屈膝、踏步、舀起、成杯形、推、望進另一位觀照者的眼裡。

　　　我看到一個女人踏進圈圈，到這男人的左邊。她也做著他的動作，應和那不斷奉獻的韻律。她的手臂

用力，雙手圍成一個框；她透過這個框，看進另一位觀照者的眼裡。現在有兩位動者同時做這一系列的動作。幾乎難以察覺的是，在那位女士屈膝踏向右邊時，我看到她輕跳了一下。這小小的跳動進入每個動作階段，也神祕地出現在男人向右的踏步。很快地，兩個人都汲取了這個動作，他們往側邊移動時的跳躍愈來愈大。

第三位動者跳著進入了圓圈，站在女人的左邊，加入現在可稱之為「舞蹈」的活動；發出聽得見的呼吸聲、上身挺立、手臂高舉過頭，動者踢出左腳，右腳伸直往側邊移動。

當呼氣聲變成叫喊時，又進來一位動者。動力增加，每次一系列動作完成告一段落時，動者和觀照者的眼神交流為這個段落標上逗點；而現在暫停時，動者之間也有眼神的接觸。這支舞的動作愈來愈大；第一位奉獻的男士旋轉身體，回到他的觀照位置。我看到三位動者同時發展一樣的動作，眼神閃耀著光芒，直到那跳躍和擺盪、叫喊和衝動變小，漸歸寂靜，然後每個人回到自己的觀照位置，圓圈再次清空。

我在較早的長圓圈裡面看過這個動作，那時他在石缽後面的角落，屈膝在缽的上方舀起什麼，現在，他推伸手臂，透過他雙手作

出的形狀「看著」。我在觀照的坐墊上，穿過房間斜對角線的位置，感覺彷彿他正在「看著」我，即使他閉著眼睛。我卻感覺被看到了。

在同一個長圓圈裡，我看到一位女士在觀照他，專注於他的工作上。我看到她的臉部線條變柔和，肩膀放鬆，雙腳輕輕向兩側搖晃她的身體。她臉上綻放淺淺的微笑。或許她正在變成動者。稍後，我看到她踏入舞蹈圈，加入他的動作，我發現自己的臉上也漾出一縷微笑，我的雙腳動著，好像我正在變成動者。原初的奉獻持續變形。顯而可見地，動者和觀照者變相同了。

在這段舞蹈中，動者和觀照者的關係已發生戲劇性的變化，不僅僅因為動者的眼睛是睜開的，也因為舞蹈中一再穿插動者和觀照者之間特定的眼神交會。多年來動者一直是內向專注的，一直是觀照者給予動者能量，但現在能量向外擴展，直接朝向在場的觀照者。能量有意識地與能量相遇。在這修練之中，這段舞蹈特別標誌出發展上的重要階段。

舞蹈圈是群體的工作，每個人的內在觀照者會持續受到群體身體的挑戰。像在這回合裡，當能量建造起來，觀照者覺得自己受到某種原動力吸引，被它拉進去；但若此時圓圈的召喚沒有強到讓人感覺要進入，觀者亦無意選擇進入，則觀者的心裡可能產生拉鋸，「我是個觀照者還是動者呢？」尤其當圓圈內許多動者都跳著舞

時，他們看起來是這樣靠近、這樣可親。有些時候，觀照者常常經歷到這個感覺困難的選擇，這朝向更多覺察的召喚，挑戰個人的感知與界限。感覺到能量增加、動作延展、想要有歸屬感，曉得自己可能被這股浪潮席捲——這指向一個機會：讓人們進行意識的選擇，以及經驗結果。但這同時，個人和群體融合，而非保持對話關係的危險顯而易見，提醒我們這些選擇下的社會和政治意涵，而這一些是在現實世界裡可能會、也可能不會做的選擇。

另一個挑戰與前述的拉鋸狀態密切相關，那就是「洞察」；當一種狀態出現，即動者感覺不再和當下動作有眞實的連結，無論這位動者是否是那最初給與奉獻的人。這時候，要去辨認這個狀態，然後離開圓圈，回到個人的觀照位置上，是相當困難的。對於這種選擇，其中的一個面向就奠基在早期的基礎工作中，當動中觀者需要選擇去開始接觸、持續接觸或結束接觸。

在舞蹈圈裡，想和房間裡每個人保持眞實的連結，同時也與內在脈動保持聯繫。第一次進入一個姿勢時，有時讓人很想閉上眼睛，因爲這和動作浮現的方式十分相似。有時候兩位動者，或許因爲他們睜開雙眼，一起被強烈的鎖住、重複做同樣的動作；接著，他們很快地失去對其他動者和／或觀照圈的覺察，而打斷了群體工作的韻律。

有時候奉獻的人需要時間讓一個姿勢完全地、具體地呈現。她正在轉化、試著讓這個姿勢成爲自己的；但有時奉獻的動作本身不夠清晰，不足以讓人將之視爲一個可以加入的動作。同樣地，當另一位動者或其他人加入，而且正在轉換時，對動者和觀照者而言，此時需要更多耐心以及持續關注，以支持那些不同步的（dys-synchrony）、需要忍耐的時刻。有些姿勢來自長圓圈的奉獻，但大部分並不是。有時候動者會注意到她自己內在經驗的變化，因爲她的姿勢，在長圓圈裡這姿勢對她來說非常重要，但卻沒有被觀照者奉獻出來。還有些時候，有人做出奉獻，但沒有人加入。在這些狀況下，內在工作變得相當重要，要知道：沒被奉獻或沒被加入的姿勢，不代表這姿勢沒被看到、不被接受或不受欣賞。

清晨，在開始前，我在林間散步，看見三張蜘蛛網，絲絲細縷在陽光下閃耀。蛛網攀爬在岩玫瑰的枝枒之間，旣是無瑕的一體，同時也不盡完美。當人們的身影出現在紅磚道，爲另一場寧靜的清修準備時，我眞的發現：我們無缺的整體也包含我們的不完美，就像那蜘蛛網一樣。

開始的時間到了。我們依循長圓圈的慣例，以及舞蹈圈的儀式。

我看到一位女士走進去，她往下看，睜開眼睛。
她右腳腳趾踏在右側，推動身體轉到左邊，然後左腳
向下踏。她重複著這個動作、這股韻律，開始在同個
地方轉呀轉呀轉。我看著她轉身、旋轉，舞出一個圓。
我記得她稍早在長圓圈中的轉身動作。看到這個動作
畫出她周遭的「空」間，我鬆了一口氣，此時專注也

在我體內成形。她旋轉，雙手揚起背後的絲巾。她旋轉，我聽見觀者哼出一首無字之歌、喜樂之歌、滿是光明的歌。她旋轉，我看見每位觀者的眼神 —— 被她的舞牢牢釘住。

　　現在我看到另外兩位觀者，他們也揚起背後的絲巾，就像在自己的觀照位置上加入那位動者。她轉呀轉，直到這首歌、這支舞自我完成；然後她回到位子上，讓水晶般的印象填滿離開後的「空」。我們觀照這「空」。

現在我看到一位女士在位置上，她開始微微地搖晃，前、後，前、後。

她的內在觀者：

　　我正被拉進圓圈，進去、做出一個奉獻，從長圓圈裡面取出我自己的動作。我曉得一切正在發生，我發現自己心跳加速、掌心冒汗！我要開始了。現在，我正在離開、離開原本靠近缽的位置。穿越房間走到地毯的邊緣，我轉身回去面對圓圈。我跪下，雙手手掌蓋在臉上，睜著眼睛，我可以透過指間的空隙往外看。我獨自搖晃了好一段時間。我看見一位女士來到，在我面前跪下，面向我，雙手蓋在臉上，然後上上下下地搖晃著身軀……往下……往

上。

　　我看到見一位女士來到，站在她旁邊，面朝我這個方向，把手蓋在臉上，然後上上下下地晃著身軀……往下……往上。

　　我看見另一位女士來到，站在第一位女士的另一邊，面向我。她上上下下地晃著身軀……往下……往上。她的雙手也蓋在臉上。我們一起搖晃。我深深地呼了一口氣，聽得到呼氣的聲音。我聽到有觀者發出同樣的聲音。我被聽見了。我發出更多聲音做為回應。觀者持續回應我的叫喚，我也繼續回應他，直到一聲低沉的悲嘆出現。現在，其他動者用單音調發出這段哀傷的調子，這段哀傷的調子：「嗯…阿每…阿……莫。」

　　現在我聽見在場所有觀照者也發出這個聲音，他們站在自己的觀照位置上，輕輕地前後搖晃身軀。當動者、觀者的我們都哭了。我的手從臉頰移開，雙手合十，我看見在我前面的動者也做了同樣的動作。我是在跟隨她的動作？或是她跟隨我的動作呢？

　　現在，所有動者都站立著，搖晃身體變成了鞠躬。我踏進「步行」、「鞠躬」的動作，看到另外三位女士也做著相同的動作。我們行走。我們鞠躬。行走、鞠躬，行

走、鞠躬，我們來到圈圈中央形成一個較小的圈。和其他人一同彎下腰，鞠躬，我尊重他人的苦難，亦不以自己的受苦為恥。在世界上無窮的苦難中我感到悲痛，而我並不孤單。

所有動者和觀照者低鳴著：「嗯…阿每…阿……莫。」

無來由地，在一段時間內我們行走、鞠躬，直到我們都回到觀照位置，圈圈再次被清空；再次，為豐盈的即將成就而準備。

稍早時候在長圈圈裡，這位女士屈膝跪著、搖晃身軀，雙手掩面，低聲啜泣。此時此刻，這個動作只屬於她一人。一如其他的個人動作，這個動作展現出做為原型（archetypal）的潛力。在長圈圈裡，有位觀照者看到這位動者搖晃，認同這動作為自己所擁有的。在這樣的時刻，觀照者可以感覺到被動者看見了。現在在舞蹈圈裡，觀照者有機會藉由進入圈圈，確實地體現這個動作姿態。當他加入這個姿態時，他成為動者，進而發現這動作屬於自己；或者，這動作為群體所共有。又假使，個人可以和自己的內在觀者保持夠清晰的關係，不與開展的群體融合，如此具體的界線，便得加強真實姿勢轉換的潛能。

有時候，觀看別人具體展現原本屬於她的動作，眼看著她的動作被帶往她還沒準備好要去、或害怕的地方，甚至是她想去的地方。因為這個工作有著自然的發展，所以，當看到其他人因為她的動作而進入某種境界，她可能受到啟發、感覺被支持，也可能可以把自己看得更清楚。舞蹈圈的人「不想」看到自己獨特的姿勢在其他人身上繼續發展，是較罕見的狀況。

舞蹈圈繼續發展觀照者意識，探索新的界線。讓觀照者發現更多的自我洞察。從「靜」開始聽從脈動。受到脈動引導時，觀照者便打開自己朝向脈動。觀照圈或動中身體是提供支持而非介入。脈動可能會引導觀照者選擇當一名動者。在個別和群體的工作裡，觀照者大多是靜默的。現在觀照者從所在的位置上發出聲音；聲音並不是要打斷他的專注，或是中斷在觀者圈的人與動中身體，而要注意在觀照時，什麼樣的聲音會自發地出現呢？怎樣的聲音是觀照者願意冒險來支持、加深動中身體的發展呢？在最後一回合中，觀照者看到動者搖晃，他回響動者的呼出，依循這聲音的發展，然後他聽見自己誦唸：「嗯⋯阿每⋯阿⋯⋯莫」並發出聲音。

他的內在觀者：

在我觀照之時，我禱告。
在我禱告之時，我吟詠。
在我吟詠之時
我前後搖晃
前、後

我在禱告

為我們這可憐的、苦難的世界

　　晚間我們在工作室裡工作，就像以往靜修的時候。傍晚時分我聽見夜梟鳴叫，牠持續觀照著我們夜裡的渴望。矮桌上點起一根蠟燭，一支在我書桌的角落，一支在窗邊，它們的火焰互相輝映、層疊在一扇扇窗玻璃上。暗影注滿石缽。

　　在長圓圈和一個短暫的轉換之後，我們開始舞蹈圈的工作。在早先的長圓圈裡，我看見一位絕望的女士，她用拳頭重重地一次又一次擊打地板，要求著：「**你要當我的媽媽！**」重擊、拍打地板，她持續地堅持著，直到聲音和動作的質地轉為悲苦的請求，然後，她喃喃低語：「拜託，當我的媽媽。」

　　現在在舞蹈圈裡，我看見她奉獻這個動作，那時她趴在地上對著地板叫喚，邊打地板邊喊著：「媽媽、媽媽、媽媽。」我看到一位男士進入舞蹈圈，然後趴在地上，頭幾乎碰到那奉獻動作的動者的頭。他們的身體伸展開來，腳已接近觀者圈的邊緣。他加入了這個動作，臉朝向地板呼喊：「媽媽、媽媽、媽媽。」

　　他的內在觀者：

我在這裡。開始從這一邊滾到另一邊,頭向後傾。這次與她面對面,我看到她的眸子覷著我的眼睛,和我做著一樣的動作。我們柔聲道著:「媽媽、媽媽、媽媽。」現在我碰她頭頂,她也碰碰我頭頂:「媽媽。」現在我碰到一位觀者的腳:「媽媽。」我看見這位觀照者成為動者,碰觸另一位動者的腿:「媽媽。」我們望進被碰觸的人眼裡,一起說著這個字:「媽媽。」

　　那位觀照者成為動者,碰觸另一位動者的頭髮:「媽媽。」現在所有觀照者都成了動者。動者也都是觀者。我們站著、跪下、走動、伸手、碰觸彼此、看見彼此,並同聲說出:「媽媽。」步伐加快,碰觸、看見、說:「媽媽。」這是誰?誰最早觸動了他自己的心?我們所有人都觸動了自己的心,望進彼此的雙眼說:「媽媽。」

　　我是自己的母親,誕生自己,因為有你們。看見、被看見,我們吟詠:「媽媽、媽媽、媽媽」;我們的腳步變得明晰,向彼此伸手,我們旋進靚靜,進入一個好寬闊的圓。我們頭向後仰。我知道我們是相同的,你和我,你和我。我在這裡。我在這裡。我在這裡和你在一起。我欣喜若狂。我是完整的「一」。

做為觀者／老師，這時我選擇成為動者，去舞動、去看、去瞭解圓圈、和圓一起動。我看見圓圈旋轉。旋轉，我是那圓。在舞蹈圈裡有時就像這樣，人人都經驗到和群體合一的狀態。也有些時候，每個人同時知覺整體的直接經驗。

在群體裡會很自然地發掘出舞蹈來。這個修練在許多面向顯現出進展，朝向被看見、看見、參與和奉獻的承諾，在修練自身之中能被完整地經驗；同時，每個部分的工作也協助動者和觀照者準備好走向下一個自然的轉換。

剛開始進行兩兩一組的工作時，五分鐘的動作可能讓人覺得很長，因為動者才剛剛開啓體現意識的經驗。爾後，隨著群體工作的發展，動者反而想要一小時又一小時的動作時間。經常覺得動作時間似乎永遠都不夠。現在，因為參與者已經熟練於這種工作，他們可以更輕快地落入深層經驗的浮現，所以體現文本和舞蹈的長圓圈通常進行不到一個小時。

剛開始進入個別工作時，「重複」對於動作模式的體現是強而有力的。在舞蹈圈裡，動者藉著重複的動作追溯他們的動作和姿勢。此時，在舞蹈圈裡的個別工作之初，動者再次體現動作並記住這動作，把它帶入意識。動者覺性地體現動作，將它奉獻給群體。

整個練習直到舞蹈圈之前，動者都閉著眼睛工作。有時候，為了釐清之後的言說，有些動者再次進入動作時會閉上眼睛。當動中觀者成為外在觀照者時，先是靜默，然後說話。他們與屋內另一位

動者交換閉眼與睜眼的經驗。此時，動者和觀照者奉獻動作給群體時，他們都是睜著眼睛的。

在個別或群體工作中，如果有動者突然睜開眼睛，這是害怕、迷失方向或安全感內化不足的反應。當這種情況發生時，應該引導動者不要因這個反應感到難為情，而要尊重這個覺知；只有再次感覺安全時，才閉上眼睛。現在，姿勢被奉獻出來，進入舞蹈，睜開的眼睛表達出「想看」的渴望；張開的眼睛，動著的自己。渴望看見他人的舞動、看見觀照者的觀看、渴望看到全部，同時也不想錯過每個細節，卻仍然不忘和個人內在、和周圍發生的種種保持意識的關係。

早先的動者練習，只有唯一的動者，也無既定的時程。當這個形式發展進入舞蹈圈階段，多年的投入練習，將個人從自我的動作帶出來，進入他人的動作。在個人工作的初始，動者探索她自己獨特的動作，而這些動作也確實無誤地依循她內在觀者的發展成形。動者看到觀者一邊說話一邊做自己的動作時，可能感到矛盾。就像這邊這樣，奉獻被做出來，內在觀照者可以將自己好好看個夠，因此她不會覺得被侵入，好像她的工作被多年前的觀者所模仿。現在她很多動作都可以分送出去、奉獻出去，因為它們是整合的，不再只是她自己的。一旦奉獻了，便是大家的。

直到現在，練習和研究聚焦於「體現」和「文字」的關係。在此，動者和觀照者相信體現的意識，願意在文字缺席的狀況下工作，創造出一個新的空間，讓奉獻可以直接從身體而來。到目前為止，觀者信守安靜坐著、涵容他們的經驗。現在觀照者進入圓圈成為動者，一個人進來或同其他人一起進來。

奉獻展開，進入新的姿勢。新的姿勢被觀照，並成為新奉獻的選擇；新的奉獻源於現在的舞蹈圈，而非來自先前的長圓圈。最終，舞蹈圈不再需要長圓圈的形式來鋪陳。過去的姿勢，自奉獻圈新生的姿勢，以及從未在任何長圓圈、舞蹈圈中出現的第一次出現的姿勢、體態、動作，它們被奉獻出來、為人接受、發展，進而起舞。當自己與他人的直接經驗或合一經驗出現在某人面前時，這便是祝福，是恩典的時刻。最後一回合的尾聲沒有觀照者。在舞蹈圈中，在這個修練發展中，頭一次每個人都能當動者；也因為每個人都經驗到一個夠強壯、充分在場的內在觀照者，因此外在觀照者已非必要。

動能現象

心空下來，才有在身體內的觀照經驗。

——阿吉特・穆可吉（Ajit Mookerjee）[33]

　　直接經驗是動能現象的核心。在眞實動作的修練中，直接經驗被視爲合一現象（unitive phenomenon），發生在內觀成爲淸明、靜默覺察之際，當動中自我和我們更熟悉的內在觀照經驗之間，可感知的分別消融之時，合一現象便可能發生。有種覺察是關於難以言喩且沒入其中的「不二」（nonduality）經驗。這個直接經驗的定義就像神祕傳統源生的一神論或像佛敎講的三昧（samadhi）。直接與靈魂會合，如此可以瞭解動能現象也是心靈專注與擴展的經驗。靈性這種超個人的能量，古往今來一直是人類經驗中的一部分。

　　但在西方世界，直到最近還是一樣，在許多宗敎傳統中，靈性經常和身體共同被犧牲。當動能現象在西方世界的能見度較高時，非西方的文化則提醒我們，能量的覺性體現是自然的，它是從深處

---

33 阿吉特・穆可吉（1915-1990），孟加拉人，曾任印度新德里國立工藝美術館館長，其創作亦在各地的美術館展出。參見穆可吉，《昆達里尼：內在能量的覺醒》（*Kundalini: The Arousal of the Inner Energy*, New York: Destiny Books, 1982），頁77。

建立的「完整」（wholeness）經驗。我們可以求教於古老的、當代的神祕傳統，從相關的研究和語言中瞭解能量的道。梵文（Sanskrit）——印度次大陸的古老語言，在現在的西方特別有用；我們深深瞭解這樣的經驗，卻發現自己的語言中少了某些詞彙，發現某種信靠的缺失。我們沒有發展經驗動能現象的觀照，那是有長者在場圈所支持的動能現象。因為在我們文化歷史中只有很少的模式、很少的瞭解，再加上害怕和評斷，讓我們的身體和心靈（psyche）未能為這些經驗做好準備。

對許多修習真實動作的人而言，動能現象是自然浮現出來的。因為這個西式練習的基礎在於體現個人意識的發展，然而，動能現象的經驗並非真實動作的目的。因為動者和觀者每次都從「未知」（not knowing）開始，沒有「想在場」以外的意圖，所以這樣的經驗不在尋求之中。如果動能現象在孩提時顯露出來，或在成年後開始出現，或者只在某個具體覺察的練習中顯現，像真實動作的修練，我們的任務便是感恩地接受這個發生，還有學習將此祝福帶入意識關係中。內在觀照的發展讓此成為可能。

在這個修練進展的任何時候，動能現象的經驗可能在隨時隨地慢慢發生，或突然發生，兩兩一組和群體的大量練習可以幫助身體和心靈，為經驗動能現象打基礎、做準備。有這樣的基礎練習，動者較不會和能量融合為一體，而能有意識地觀照它。我以觀者／老師的角度，當動能現象發生在早期的個人工作時，我欣賞能量的在場，並且引導個人的注意力，練習去追蹤它，追蹤有關身體動作和內在經驗的部分。假如沒有持續關注，尤其是在剛開始兩兩一組的工作中，又往個人歷史中未解決的面向走，常常會造成個人與能量

安全、清明工作的阻礙。弔詭的是，因爲能量可能是「明視」的源頭之一，有時它可以神祕地幫助人解決經驗裡無意中陷溺於心理情結的部分。

當動能現象發生在群體工作時，身爲觀者／老師，我歡迎這樣的經驗，只要動者能同時和這個經驗、和其他人都保持意識關係。有些時候個別工作是比團體工作更合適的。假如動者因爲個人成長中懸而未決的問題，在經驗動能現象時失去根基，便需要進行個別工作。如果動者在團體中，無論爲了什麼原因，能量開始主導她，進而妨礙別人的工作，此時帶入個別工作是有幫助的。有時候，如果個人需要全然地專注於能量本身的天賦和挑戰，注意能量對生活的影響，他能選擇和一位觀者／老師進行一對一的工作。

此時個別工作需要的投入，就像兩兩一組練習時動者的投入：練習朝向保持在場，追蹤發生的種種，同時練習和它們建立意識關係。但是在能量活躍的時候，要保持在場非常困難，要和當下保持連繫也幾乎不可能。不過動者可能和能量、和發生的內容產生共鳴。他們可能有所抵抗、害怕、想望、渴慕，對它感到疑惑或爲之覆沒。充氣和洩氣都是自然的、具挑戰性的回應。觀者／老師的在場於工作協助方面至關重要。

在非人力所爲之下我們經驗智識，這股力量發出命令、要求敬畏。經驗動能現象的動者各自用獨特的方式表達或保留，回應源於各人神經系統的獨特性。有人經驗到原始的能量，這股能量未曾經過圖像或聲音的組織。有人看見異象，聽見聲音、字詞或清楚的教誨。有的進入異時空，包含死亡之域。也有人經驗超感知覺（extra-sensory perception）、心靈感應，不時被其他存有拜訪或俘虜。不

少人知道經驗能量的有形和無形方法。每段旅程都是獨一無二的，在這些被引動的現象間發現穩固、基本的相似性會讓人倍感安心。

　　如果經驗動能現象的人沒有很強的天生直覺（但很多人有），超個人的能量可以加強直覺知曉的經驗。對動者來說，直覺知曉在感覺經驗中顯而易見，雖然那時候的個人可能深受「感動」、被俘虜、滲透、歷經重組、被灌注。經驗到的感覺素質並沒有思想或情緒密度，但透過這一些素質，卻可以繼續充滿個人特性的回應。在某個直接經驗的瞬間，動者可能是放空的。

　　觀照者的覺知可以在清明的觀照經驗中彰顯出來，是不具備情感或思想密度的觀照；漸漸地也有那麼幾次，在沒什麼特別的感覺下覺知。在某些直接經驗的瞬間，觀照者可能變為放空的。有時動者知道什麼時候動，觀者在觀照中也知道，此時他們便能說是處於合一狀態中。每個人經驗的性質都是特殊的，自成一個永恆無垠的宇宙。

　　對動者和觀照者而言，只有內在觀照意識在場的時候，直接經驗才會發生。當能量在裡面聚集、在意識的身體裡流動時，它便是對動者和觀者的奉獻；從能量的面向來說，這即是獻給我們之外的，我們稱之為「我們的世界」。

　　我在暮夏的晚陽下等著，覷著狗兒漫步坡邊的刺草叢，草叢不久前才割過，如今仍是亮晃晃的。高個子先生來的時候，襯衫裡攬著些桃子。我們把桃子擺在門外的長椅上排排站，然後進入工作

室，就著長桌旁的椅墊整理自己。在舞蹈團體中，他內在的經驗特別強烈，引領他想進行個別工作，特別來找我討論。我點燃蠟燭時，他與我有個眼神的交會，然後進入空間，進行工作十分鐘。我叫喚他的名字，他睜開眼睛、看著我，然後回到座位上。現在高個子先生述說他的經驗：

> 我走到房間中央。手臂抬起、遠離身體側邊，掌心向外。我站著，等待指示。我的右腳離開地板，緩緩向前移，然後再回到地上。雙手離開較遠的位置，一起來到我的面前；然後往下移動，越過我的臉和身軀，等待進一步的指示。我的左腳離開地板，向前移動，然後抵達。我的右腳離開，然後抵達。我等待著。我離開中央的地方，到窗戶邊，然後等待。我看著「離開」和「抵達」鋪出這條必經之路，和著靜止和動作。就是這麼簡單。

這種內在觀照是祝福。動作庫群之間的分界變得更為細微、流暢、不著痕跡。他不只天衣無縫地追蹤他的動作和內在經驗——他的內在觀者正變得更加鮮明且慈愛。因為他清楚地從「個人性格」轉換到「觀照在場」，就像他今天的觀照，除了我的在場，我不需要再給他什麼。願我的在場足夠。

高個子先生繼續來到這裡進行個別工作；隨著季節的推移，傍

晚時分天色已經暝暗。他點亮蠟燭，告訴我這些新的經驗怎樣影響他在家以及上班時的生活。他告訴我，因為疲倦，他愈來愈擔心工作的責任，但他內在卻顯得較為平和。他卸除了舊有的武裝，他對失序、交通、電視和衝突愈來愈敏感。他感到某種特別的脆弱，從內在深層的在場經驗散發出來。他感激地瞥向新的力量經驗，開始和這脆弱連結。

走向中央，他轉過來與我眼神接觸，然後閉上雙眼。

他的內在觀者：

> 我站著等待指示，成為癲狂振動的無界之域。我的上半身忽地抽搐起來。我聽見頭裡面有一道高音。振動在我的脊椎和頸子變大聲。我的脖子左傾，手指被鎖進特定的形狀。我的下背疼痛。我的胃平坦，向後推到脊椎。我感覺另一次突發的抽搐，這次比較多在肩膀。

> 我感覺自己的身體向上飄。雙腳變得巨大、笨重，而且癢癢的。我覺得自己好像沒在呼吸。我現在就想走出這一切，但是不行。我被綁在這個點上，可是並沒有繩子或情緒纏繞捆綁。我沒有癱瘓，但也沒辦法真正動起來。我感到另一次抽搐。這就是我無法看到自己的地方。我正離開我的身體。我睜開眼睛，感謝外在觀者的在場。

我的內在觀者：

　　願我的在場足夠。

　　工作了二十分鐘後，我看到這位男士非常……非常慢地……開始走回他的座墊。他告訴我他的經驗，一樣地清楚且有耐心。他想向這些感覺屈服。我們討論他在動作時，當身體突然抽搐時，他是怎麼敘述的？最近這個月，他發現在過程中身體抽搐的情形。我告訴他這種現象的梵文說法：「淨化」（kriya）。「淨化」是自發的動作，可能發生在身體的任何地方。通常「淨化」的經驗是抽搐，這是振動，但也可以是平靜的。我們也討論他手指的現象，它們會伸展成某些相關、特定的樣子。在梵文裡，手這樣完整的姿態稱為「手印」（mudra）。

　　我們充分討論某些時間點：他發現無法再將意識維持在身體的時刻、當他想轉過來的時候、還有他睜開眼睛的瞬間。現在他的練習集中於這些時刻。在這些時間點的前面是什麼？就在他領悟他正離開身體之前，他在做什麼？當他離開身體時，發生了什麼？因為是新的內容，因為他正經驗崇敬和些許畏懼，努力追蹤——就像他在個別身體和群體身體裡的練習——再次變得重要。當他經驗看和覺知的其他方式時，他一定要相信、願意維持住身體意識，無論推開的力量有多強，無論召喚他離開的經驗是多麼可怕。

我爲高個子先生預備空間，清潔地板，點亮一根蠟燭。門上傳來一陣叩門聲，我揮手請他進來，並向他走去。他明白表示現在不想說話，然後立刻直接進入工作。我看著他走向地毯邊緣；他看著我，然後閉上雙眼。他動作了三十分鐘。

　　他的內在觀者：

　　　　這個空間為我而變得神聖，因我在這裡認識了神聖的經驗。站在這空間的邊緣，我用左手拂過右腳腳底。現在我用右手拂過左腳腳底，一如我進入這個聖殿的後花園之前會做的。進入庇護所，我的身體成為接收的觸角。我振動起來。「淨化」來來去去。我在這裡清楚看見自己。空無，我清楚知道，靜默的覺察。

　　　　當我飄起來、變得愈來愈小的時候，我聽見頭腦裡傳來一首歌，好像我正在唱著，但我並不知道這首歌。我從沒聽過這支曲子。這是首淒美的小調。這曲子將我送進更深的振動。這是真的，真實發生在我身上。

　　　　小心，我現在有點兒看不清楚，但我還沒打算要走；而且我必須下來。我並不想張開眼睛這樣做。我讓自己從

意志中下來，將內在的凝視集中在我看見的，一株小小的、光禿禿的透著冬天訊息的樹，白雪映照一片白茫茫。我知道我必須回去，睜開雙眼。更多「淨化」。我的背痛得厲害。我噁心欲嘔、感覺虛弱。我的胃在翻絞。雙腳灼燒。

　　現在專注在「下來」，痛苦，猛然被推回我的身體。落上地板，我直挺挺地躺在地上好一會兒，雙手放在肚子上。沒有人會相信我。我可以相信自己嗎？我睜開了眼睛。

當他轉向我時，我們眼神接觸。在這裡我們注視彼此的時間比平常久一點。當他慢慢爬回座墊上時，我們的眼神接觸而頻繁。因為他的練習已有相當程度的深度和時間，我的言說觀照已非必要。有時候在這樣的狀況下，觀照經驗的細節可能真的會擾亂能量場。漸漸地，觀照在動能現象出現時成為清明、靜默的覺察。我的觀照成為我的奉獻。這是我的禱告亦是渴望：願我的在場足夠。

　　無論如何，做為觀照者／老師，我的確全心參與對話，回應動者如何和他的經驗、情緒、思想進入關係；他的情緒、思想來自對發生事情的反應。高個子先生很想唱給我聽在經驗過程中聽到的歌，但唱不出來。他很想描述他所經驗到的事。他說人在那裡時很

清楚，確切知道發生了什麼，雖然現在他覺得無法清楚地表達這個經驗。而在他試著將這說清楚時，他感到挫折，也像是背叛了這個經驗。在他放棄清楚表達經驗，不再試圖將這經驗模塑成形時，他感到痛苦疏離；而且有時候，還少了點人性。

因為直接經驗超乎尋常，有時甚且帶著一些發展中的清晰度：動者心裡詢問著：他是不是捏造了什麼？那是想像來的，或創造出來的？探索著疑惑──「沒人會相信我。我相信自己嗎？」──和信念──「這是真的，確實發生在我身上」──之間的緊張，常引領人們更深地接受他所知為真。他知道這經驗是真的，因為他感覺的意識經驗與動作同行。

當這些經驗發生時，高個子先生愈來愈能待在身體狀態。回到更基礎的具體，一開始是個很有挑戰性的轉換；現在，他的工作納入了「忍受這個轉換」的任務。這可能費神費力，因為他必須保留能量，而非向它開放；也因為事實上，他正從一個能量場轉移到另一個。這種改變在時空中隨著練習的進展會變得更容易。辛苦練習是一定要的，他學習如何經驗實體的其他面向，同時保持觀照在場。

在這個修練裡，我們不斷發現動者和觀者在恩典時刻是一樣的，但起初卻經驗他們為分別的現象；而動中自我和內在觀者，個別身體和群體身體，身體和文字這三組對照裡，也有同樣的發現。通常剛開始經驗時，動能現象和普通意識是分開的。如果投入身體練習，可能發現普通經驗和非凡經驗可以經由整合而共同存在。

在文本體現的團體中，紅襪子女士經驗到動能現象的強度，所以她選擇與我個別工作，以進一步瞭解這個現象。今日她在晦暗不安的天光下抵達，表現出獨自在此的放鬆，還有些對於這個選擇的興奮。

　　我們從眼神接觸開始。閉上眼睛，她走向缽，在缽的前面緩緩跪下。她的手指優雅浸入其中，彷彿那裡面有水似地。我看見她收回的手碰觸第三隻眼、喉嚨還有子宮的位置。很快地，她站起身來，手和手臂在缽的上方掃出圓的形狀。動作持續二十分鐘後，她睜開眼看著我好一陣子，然後才穿過地板走回她的坐墊。她表示還沒準備好述說經驗，想選擇透過書寫表達這些。

　　經過一段時間靜默的轉換，她讀出寫下來的東西：

> 裡面有一陣風
> 石藍色的風
> 旋動
> 膨脹
> 拂掠過
> 我內在的景致
> 改變我。

我的上半身旋成
小圈兒，當我站在
這裡，在缽這裡
我底下的腳釘住我。

我輕輕撫摸
手臂的
外緣
我沒有皮膚
或者也許我的皮膚
可以穿透。

我知道
我內在和外面的種種
沒有隔閡。
我正在認識我的邊界。
我沒有邊界。

我的左手來到
一個凹窩
那是我鎖骨
相連之處。我的指尖
燃燒，它們
圍繞著

中央那顆
紅寶石。
現在
我的手指頭
燃焰
紅寶石刻出
我的邊界。
我沒有邊界。

消融　但還在這裡
我不知道
我的眼是張開
或閉上。
我帶著細胞看
當我的頭往後面去。
這裡有個存在
一個狂喜的實體
雙臂的光采
擁抱我，一個吻
吻上我的額頭點燃我。
這我知道。
這我知道。

　　她讀完後，我們談論她在探索過程中，經歷界限改變時的感覺

和安全感。關於日漸深化的謙遜，她說了很多。至於她的內在觀照，成為愈來愈恆常、愈來愈慈悲的在場。這個在場較少因為害怕、懷疑和評斷而中斷：「這我知道。」她除了確實知悉感恩之外，並沒有說太多在皮膚下尋找紅寶石那段。就像個人經驗的部分，超個人經驗的部分需要被包容，到感覺對了的時候才說出來。不過，她有說到指尖愈來愈敏感的感覺。她說在家裡的某個時候，她感覺喉嚨裡有很多能量，不經思考就將手放到脖子上。她驚訝地發現，那時的痛和阻塞立刻鬆開了。她告訴我心靈高度感知的經驗。有時候她懷疑這種知覺，若這經驗源於害怕、或與害怕有所關連。

理解這位女士喉嚨阻塞的方式之一，就在「昆達里尼」（kundalini）[34] 現象中；「昆達里尼」是梵文，用來形容原初能量。能量在身體裡上升、下降，經過稱為「查克拉」（chakra）[35] 的七個脈輪。當能量無法順暢通過某個脈輪，就會經歷劇烈的身心疼痛，以及不尋常的、廣泛的意識經驗。

動能現象賦予動作有效地運用。如前所述，因為進入能量或被能量進入時，意識時間迅速沒入永恆的空間，每個人和超個人能量

---

34 譯註：昆達里尼，梵文中的字義為原初的能量，屬於非意識、本能、直覺的力量。有見翻譯為「拙火」，取「拙」為原初、「火」為能量之感。但中文並無從意義上統一翻譯，故音譯為「昆達里尼」。
35 譯註：chakra亦來自梵文，字義為「輪」或「轉動」。有見翻譯為「脈輪」，但前述其名稱，故取其音譯為「查克拉」。

實際工作的動作時間通常不會太長。可是這位女士罕見地工作了二十幾分鐘。內在觀照在動能現象的部分加強了，有時候就算沒有外在觀者，動者也能延展形式練習到工作室之外。

幾個月以來，紅襪子女士每週回來一次。我們聊著，她說自己漸漸沒辦法消化許多食物、對親密關係裡新的複雜事務感到無力，也更需要在白天小睡。夜晚的睡眠經常被能量干擾，被異象（vision）打斷。我們討論她的異象經驗，有時候能量會隨之湧現。不同於視覺的幻象，這些影像有鮮明的樣子，由振動的光組成，能量在細節處細細刻劃。這位女士將她的異象視為導師，其中有不少異象帶給她真知灼見和超脫的時刻。

對死亡的覺察縈繞她的異象經驗，也出現在其他動能現象的經驗中。藉由在其他時空經驗意識的不同領域，她正和「死亡」進入關係。她說她不再那麼害怕死亡，取而代之的是種親近或認識的感覺，感覺死亡在自然生命循環中的深奧。對生命中源於死亡的恐懼，她具有某種覺知。她告訴我內在出現前所未知的平靜，有關多年前她腹中兒子流產的經驗。

今天點亮蠟燭、眼神接觸之後，她在動作地板上走一圈，在四個方位都停留了一會兒。她進入中央，然後坐下。

她的內在觀者：

我坐在塵土上。
附近有火燃燒。
人們在我周圍徘徊。
我聞到塵土。
我嚐到塵土。
所有色彩
為之靜默。

我褪去襪子
準備
奉獻。
而我是被獻上的那一個。

我站起來，然後帶著
我親愛的紅襪子
到空的器皿那邊
然後把襪子放進去。
感激這些年來
受到襪子的
保護。
我不再需要它們了。

回到中央
我躺下。
雙手往下拂掠
經過臉。
光驟然放亮。
能量沿著漏斗
直接流進我的心。
我的心變成
龐然巨物。
我成為我的心。

我整個人縮住。
我被緊張攫住。
我整個人縮住。
我被緊張攫住。

四方會聚
於此，於中。
吾為吾心。
吾為吾心。

我以左手
收下紅寶石。
以紅寶石

穿刺我的心
吾心已然獻祭。

我的頭被拉向
胸前。
我有隻眼看到
在頭的中心
有潭清澈的湖。
現在浸沒水中
我被小小的、帶電的
藍的、錯雜的線
包圍
高度秩序的
模式。
我並非
被「無垠」包圍。
我就是「無限」。
我是清明、靜默的覺知。

　　這回合剛開始時，我觀照這位女士把她的紅襪子放進石鉢⋯⋯
記得有一天，她也是把嬰孩放在那裡。當她回到圓圈中央，然後躺
下，我感覺屋內的光轉變了。當我看到她刺自己的心，我站起來後
定定站著，直到她也站起來走回她的坐墊。我們進行眼神接觸時，
我看到她頭緣發亮、形態消弭。在她述說她的直接經驗這段時間

裡，她的動中自我和內在觀者之間沒有隔閡、沒有對立。顯然她是肅敬地承接這些經驗，而非強加解釋。

　　紅襪子女士繼續來這裡工作，但沒有紅襪子了。我們一塊兒坐在石缽旁邊開始今天的程序。她將灰燼拋灑入空無，接著詳細地告訴我她在家裡所做的儀式——她燒了紅襪子。她說她的生活現在像是一連串的儀式，鋪床、煮飯、澆花、洗澡。她告訴我她裡裡外外經驗到的新空間。當她在外面世界的時候，她的邊界變得很清楚。從她己身散發出清朗的聲音。她內在觀者的聲音和言說的聲音開始趨於一致——更清楚、更有意識、更加自由。

　　在這次相聚的時間裡，她只在結束前動作一下，因爲她要說好多生活中的變化。現在她離開我們在缽旁的小角落，緩緩滑入空蕩的屋子，回望、尋求眼神接觸。微笑，她舉起右手向我招手，同時閉上了眼。

　　她的內在觀者：

　　　　我走向一排窗戶
　　　　站在這邊
　　　　外面這裡
　　　　長著丁香花。

睜開眼睛
我見到小小的新生蓓蕾。
閉上眼睛
我用右手
轉動槓桿
我推開
這扇窗子。

向左踏出一步
我轉動槓桿
推開下一扇窗。
又一步
又推開一扇窗
一扇
再一扇。

我走向自己左側
再開一扇窗
一扇
又一扇。

外面、裡面
手心
互推

碰碰指尖碰到我的唇
我往下看
往下掉到地上。

我看見孩提時的
臥房，淺藍色
上面佈滿著杏黃色。
轉動，我選擇
那懸在海上
可睡臥的門廊。
我選擇松林
清朗的天。

　　白披肩女士和我個別工作了幾個月，聚焦在她動能現象經驗中
的挑戰。今天她顯示出生理上的痛和恐懼。到了動作的時間，她告
訴我她感覺更加害怕，害怕感覺可能淹沒她。

　　我們討論面對恐懼時需要的尊重。「恐懼」是種聰明的自我保
護，避免我們直接面對尚未準備好的經驗。信任內在觀者至關重
要，內在觀者知道什麼時候該屈服，什麼時候該帶著個人意志說
「不」。她現在決定開始動作，知道她能在任何時候停下動作，並
睜開眼睛。

我們眼神接觸，她勉強踏上木頭地板，直直地走向缽。她整個人彷彿融化為蜷伏的姿勢，腳趾縮在腳掌底下。她開始前後搖晃，前、後，前、後。我聽到她呼氣的聲音愈來愈大聲，同時整個人往後壓上腳跟，手腕壓入前面的地板。現在以及接下來的時間裡，我聽到她的尖叫。我看見她雙手擊打眼前的地板，一次又一次。她雙手插入眼前的空間，像支箭往前射。兩隻手互相抓住，抓取她的臉、她的頭髮、雙腳，現在爪子在她胸膛。突然她爬向屋下牆角，我看到她在那裡，顫慄、發抖。我聽見她的啜泣聲。現在她提起手，向上摸著灰泥牆，手指沿著牆輕輕叩著，一會兒指頭順著牆壁往下滑到地上，現在落在她腳上。指節輕輕地叩著腳，最後她安靜下來。經過好一段時間，她才爬回自己的坐墊，就在我旁邊的地毯上。

　　當她休息的時候，我進廚房沖了一壺茶，舀一碗熱蘋果醬。我端著托盤進來，然後我們便開始說話。她驚訝地表示，在進行過這些內在工作後，發現自己還留有嬰兒創傷的餘燼，這意義重大、又令人驚訝的餘燼。她說到最近接觸的外科手術療程，帶來深刻的痛和恐懼，而這痛和恐懼的感覺一直持續著；但現在那些感覺都消失了。以前她當動者時，嬰兒時期在醫院的創傷釋放出能量，那時她致力於深度地專注和整合，尤其留心因為過早分離而產生的心理創傷。然而這股痛楚和恐懼在不當的對待之下，被嵌入神經系統，所以這些在她過去的動作和觀照工作中皆隱而未顯；可是現在，這些痛楚和恐懼隨著療程愈來愈明顯。

今天她再次回去感受那受到不當對待的經驗。她讓如此的黑暗進入、在身體流竄；先前不明白的強大力量，現在顯明得見也可以意識，因而她整個人露出放鬆的樣子。她說到沿著牆壁輕叩的動作，還有，怎麼知道這不是她的動作。在她徹底放下後，看見一位小孩站在她的嬰兒床旁，小手穿過嬰兒床的柵欄，放到她腳上，給予安慰。

即便做完這麼多內在工作後，就算意識上已能大致將過往命運的桎梏擺脫掉，此時仍出現個人歷史中懸未決的部分並不奇怪。可能是因為這位女士的練習較為成熟，也或許因為她生命中出現了動能現象，相較於她多年前探索黑暗、苦痛的歷程——那是她第一次從嬰兒時期的遺棄經驗中解脫——這次事件引發的黑暗和苦痛較快過去。因為恐懼和苦痛突然進入，現在她需要時間休息、回復。在接下來的幾個月中，這些經驗將會整合，我們也持續地工作。

白披肩女士今天來的時候，帶來山下烘焙坊裡熱呼呼的麵包。我們一邊享用麵包和熱茶一邊談話，她愈來愈常經驗動能現象；當她面對那進入生命的能量時，動能現象嚴重挑戰她的專業工作和她身處世界的能力。這種形式的日常練習成為她的工作。現在這股能量有時候強過個人意志，猛烈挑戰她的內在觀者以保持在場。她選

擇一週來我這裡兩次，加強待在基底的能力。我給她特定的指導，提點一個她清楚知道、但現下頗感困難的練習。

　　　我們說話的時候，我要你睜著眼睛。這是必要的。當動能現象開始接近，我們可以睜著眼睛一起繞圈走。走動和身體接觸是基礎訓練。

　　　當你動作的時間到了，走進這空間然後找到你的方向。在你準備好的時候，就和我眼神接觸，接著閉上你的眼。如果現在你想更直接地打開能量，除非你能保持在場，能追蹤所有發生於內在的，此時才可以容許能量進來。正當你發覺自己被能量扯離之際，張開你的眼睛。在你這樣做的同時，我會過來坐在你旁邊，你可以盡量告訴我細節：剛剛在你裡面發生了什麼？

　　她點亮蠟燭，我們開始。我看著這位女士爬向地毯邊緣，坐在腳跟上，注視著空無。她保持這個姿勢好一段時間。現在她站起來逆時針方向走三圈。停在石缽那裡、彎下腰，接著把手放在缽的邊緣。她凝視缽裡面的空無一段時間。我看著她再次站起，繞房間三圈，然後走到中間與我眼神交會。我看她看著我一陣子。現在她閉上眼睛，屈起身軀側躺在地板上，雙手靠近嘴巴。她動作三分鐘後坐起身，睜開眼睛。我走向她，準備傾聽。為了努力保持眼睛睜開，她說話速度很慢。

我側身躺著。
一腳跨上另一隻腳交叉著。
能量進到我內在
從底下
沿著腳上升。

我的身軀
向前彎
此時我的手
我的手腕，伸展
推壓我的肚子。
一波　一波
起　伏。

當我的身軀
向後拱起
轟然巨響
從我　迸發出來。
我會爆炸嗎？
願我得以
讓它通過。

當我的頭向後墜
雙手手腕擠壓我

而現在

兩隻手直直提在上方。

我隨波逐流

不知到了哪兒

而且

就是在那兒

我看不見自己。

這股能量太強太大。

我睜開眼睛。

我坐起來。

我看著你。

　　她問：「儘管如此……我掌握得如何？」我丟出一個又一個問題，然後我們一起尋找答案：「你究竟是怎樣到地板上的呢？你用身體的哪一側躺臥呢？當能量進入你的腳，然後上升至腿和軀幹時，你的感官有什麼感覺？它往上爬得多遠？你的雙手何時離開臉，然後來到肚子？當聲音在你裡面洶湧時，是怎樣的感覺？你在哪兒感覺到它的？你有經驗到任何回應當下的情緒嗎？」因為能量的力量挑戰了想保持在場的期望，我們必須追蹤經驗的每個部分，以支持她的內在觀者保持在場。這是我所知道，有意識地「掌握儘管如此」的唯一方法。

　　我待在近處，觀照她選擇再次閉上眼睛，向能量開放。每次她做相同的動作：繞房間三圈、停在缽旁、來到中間、朝向地板彎曲

身體、側身躺下，然後她的腳開始動作。每次想睜開眼睛，她便明瞭在那一瞬間失去了在場，然後她選擇更深地投入一個枯燥而艱難的練習。

隨著時間過去，這位女士也在家裡投入日常練習，就像她在這裡和我工作那樣；不同的是，在家裡的時候，她一睜開眼睛便書寫，寫下她能記得的，以及剛剛閉著眼睛時的一切。她告訴我，就算在家裡，每次也重複著同一系列的動作，連順序也一樣。她將這個特殊的工作稱作她的儀式。

有幾次，這位女士回到她的座位上時，會顯得頹然或者無法追蹤。她要我告訴她，所有我看到她剛剛所做的一切。當我在基礎工作的練習中再次陪伴她時，我驚嘆於那巨大的迴還反覆、那螺旋的曲線，還有回歸的奧祕。我記得她歸來的時候，是來到一個熟悉的地方，但擁有不同的意識。有幾天她動作時能保持在場五或十分鐘，另有幾天只能在場一兩分鐘。時間慢慢拉長，她開始感覺自己和能量進入對話的關係，而非消融在一塊兒。這就是我們工作的功效。

因為這位女士已經廣泛地研習了真實動作的修練，她深深熟悉朝向在場的想望。在多年前剛開始修練的某次練習中，有那麼一瞬間，她經驗到動中自我和內在觀者是一樣的，此即合一的經驗；就

在幾個月後，她發現將手腕壓入地板是緩解嬰兒創傷的一部分。在稍縱即逝、超個人的時刻，這特殊姿勢第一次出現。

> 「這就好像我的手臂被提起、被移動。而我的手腕熱熱的，充滿小小的振動。我無法把這描述得很好……這一瞬間，是全部的時間，是整個的空間。在這裡，我是完滿的。」

在這個經驗後一會兒，出現延展和手腕壓入地板的動作，這成為她嬰兒創傷的重複動作系列中，頗為活躍的一部分。

> 「後背彎曲，我向後搖晃、整個人支在腳跟上，現在向前搖晃、頂到往下壓的地方；我壓著手腕，被壓下、被縛住。」

當她的工作進展到群體模式時，她在許多情境裡繼續經驗這個特別的姿態。在她體現文本團體的工作中，有一次她讀著：

> 「我的身體是團火焰
> 手腕舉著火炬。」

此處她正進入直接經驗，但這次帶著更強壯的內在觀者。最近，這股能量周身鼓動，她保持在場是對她極大的挑戰，而她手腕的伸展和擠壓使那無窮的力量成形。

「我的身軀

向前彎

此時我的手、

我的手腕，展開

推進我的肚子。

當我的頭向後垂

雙手手腕擠進我

而現在

兩隻手直直提在上方。」

　　在身體創傷記憶裡成形的姿勢，成為標誌超個人經驗入口的姿勢，是很常見的。伸展的手腕，手指特定、擴展的擺置，成為動能現象經驗的重要部分，這也沒什麼不尋常。

　　白披肩女士現在曉得，在嬰兒的創傷中，她經驗了其他場域，進入母親缺席的場域，面對不當的對待。但她進入時並沒有帶著內在觀者。現在她在身體裡流動的能量這方面，致力於增強內在觀者；如此她在踏入意識的其他場域時，才能保持意識覺察身體動作。在練習中，她移開這股力量的慈悲，走向這股力量，和它一起待在現場長達四十五分鐘。只要她的內在觀者待得住，能量便能整合、發展出意識；這個意識可以奠定覺察的基礎，本質上也能持續協助創傷的療癒。

時光荏苒。今天白披肩女士說她很高興，經過自我存在中這麼頑強的羈絆後，她還活著。在不打擾平靜的生活之下，著手處理更多繼續湧流的能量。她不再重複剛開始的儀式，取而代之的是，她進入新的動作。她顯然較不緊張、較不費力、較為流暢。當我們一同說話時，她的脊椎有微微振動的感覺。當我們一同說話時，她展現無窮盡的空間。

　　今天她記起第一次卸下嬰兒創傷的時刻。經驗中，她進入一個特別的地方，在那裡，時空都消失了。「我被鎖進這個特別的感覺，有個拉長的、狹窄的、危險的地方剛好塞得下我。」多年後的現在，如果她進入一個永恆的廣域，有時候她會曉得這邊沒有界限，是萬物繁興而沒有死亡的地方。現在她的眼神越過窗子、看向園中雅緻的紫羅蘭，說起一個最近的經驗：生在海邊沙丘上的野玫瑰，我感覺被它那無法忍受的美刺穿。

　　我們仍然坐在椅墊上，看著對方的眼睛，一個鐘頭過去。眼神的聯絡成為長久、深入的溝通經驗，另一種知曉自己和彼此的方式。我看著她結束我們的眼神接觸，然後走向地毯邊緣。她向空間鞠躬，接著走進去。她雙膝跪下，將手放在眼前的地板上。潛到臂膀底下、她背部著地，手臂放在身體兩側。我看到她的手和臂膀朝著頭部移動，但看不出確實的動作。

她的內在觀者：

躺著
背靠著地
難耐的渴望
用我的指頭和拇指
我從頭上慢慢拉下頭髮。
我拉著自己的一部分
拉著自己
朝向自己的邊緣
現在越過了
自己的邊緣。
讓它去吧，我的雙手
打開。有股熱
在我掌中燃燒。

現在我的手指
在頭上
分開髮絲
造出一個大門。
這是我外陰的開口
或是我頭冠
的開口？

我正被推過去。
　　我正被擠過去
　　第二次誕生。
　　我的身體
　　生出自己
　　進入新的意識。
　　我是新生的。

　　時光荏苒
　　然後我站起來
　　拉拉我的披肩
　　環繞我的肩膀。
　　我向空間鞠躬
　　此時我的離去
　　再次創造了
　　「空無」。

　　這位女士懷著極大的感激述說能量經驗，將之視爲了不起的禮物。近來在一位新朋友的家中，她驚訝地發現一幀古文明雕像的照片；照片裡跳舞的女人揮舞著手臂，手腕伸展，雙手燃焰如同火炬。原本只屬於她的姿勢，如今在她的覺察之下，化爲普世的姿勢。

當動者和超個人能量的關係變成充分的意識知曉時，動者會顯得有興趣，想和擁有類似經驗的人組成小團體進行工作。渴望聽聽他人述說這樣的經驗。渴望探索動能經驗，這可能發生在觀照他人——體現動能現象的人——動作之時。此時就某些層面而言，在修練的發展中，演進的過程再三重複，個別工作走向群體工作。然而當個人歷史的命定主宰一切的影響力較小時，新的祝福便被接收、提出了新的挑戰，動者和觀者也在此時遇見新的覺知道路。琢磨人類意識發展的珍寶，個人在看見與被看見、在參加和奉獻的渴望間循環繞圈圈；因為我們以意識體現的經驗為基礎，在這可知的基礎上投入練習，每一次我們都向未知推進一點。

　　白披肩女士和我在這裡繼續進行工作。當她的日間工作加強時，時間和空間持續在工作室和生活中開啟；工作室和生活這兩個世界的差別愈來愈小。現在她到了，黃昏時分屋內也點起了燈，我們注意到工作室內外的色調竟然如此相像。我看著她走向石鉢，朝向那裡面的「空」；一切的源頭。閉上眼睛，她站了好一段時間，現在手腕伸展、掌心向下，懸在容器上方，好像底下有火在燒，好像火把她的雙手烤得暖烘烘。

她的內在觀者：

　　　　向自我靠近
　　　　再靠近一點
　　　　發現沒有自我
　　　　一股溫柔的灌注
　　　　我是純粹的存在。
　　　　我是清明的、靜默的覺察
　　　　這裡　全時
　　　　這裡　無時
　　　　這裡，不在這裡。
　　　　我待在這裡
　　　　變為。
　　　　我的感激湧上
　　　　濺灑而出
　　　　沒有字詞
　　　　這就是我所在之處。
　　　　當我離開這裡
　　　　我會在市場
　　　　停下
　　　　然後揀選些
　　　　胡桃。
　　　　胡桃派
　　　　為了致上謝意

感激那不可思議的。

這裡。

清明的、靜默的覺察

這裡，現在不在這裡。

感恩。

　　她在動作結束後張開眼睛。我們看著彼此，然後她回到坐墊上。帶著微笑、容光煥發，與我說著感恩節的計畫，她會準備什麼食物、打算邀請誰。她告訴我在傍晚散步的時候，家裡的貓咪在洗衣間生了小貓。夜幕低垂，她要離開了。我打開紅磚道的燈。為現在道別。我走回工作室，驚嘆於這裡的「空」。

跋

　　無論誰苦心鑽研神祕主義都沒有用，他只會跌絆
失足，就像常言道：「絆腳石就在你手中。」你抓不
住這些東西，除非跟蹌地走過他們。

——喀巴拉 [36]

　　又是個晦暗的黃昏。工作室空盪盪的。我點亮一根蠟燭坐在石
缽旁，手慢慢地循著缽緣，緩緩地，非常和緩地摩娑這個空圓圈，
我的指尖感覺到製作時器械曾經刮過的痕跡。現在我看到其他人和
我一起圍坐在石缽旁。每個人都是清晰明朗的，存在。

願這器皿內的「空」

是為源頭

從此

我們清明得見。

　　現在我的手指跌進一個凹入的楔形缺口，是個碎片剝落的記

---

36 同註 6。

號。我的指尖探入這個缺口，追蹤著一條幽暗而細緻的線，一道裂縫，一條從傷口裂出的線。我要進入這個隙縫，這神聖的不完美。我的心循著這條傷痕走上石頭的堅實，走入這器皿的緻密，在這工作室內，這個家、這個國度，成為我們的世界。這器皿的裂痕，這「完整」中本有的傷口，將如何召喚並接受那不羈的光以及意識的力量，來強壯我們的容器？同樣的這道裂痕，將如何釋放無意識力量那不受控制的黑暗，威脅、粉碎我們脆弱人性的完整？

願
從我們世界裡集體浮現的
意識的質量
勝過
我們在地上苦痛的
無意識的數量。
願所有苦痛化為慈悲。
願我們是準備好的，願我們可以。

　　真實動作的修練是個更能發展體現覺察的練習，一個更能賦與參與的機會——參與其中，創造一個需要耐心承受的世界。

珍娜・愛德樂
寫於2002年7月

A

● Archetypal 原型 241
● Articulation 言說；發聲；連接 23
● Authentic movement 眞實動作 17, 21
● Awareness 知覺
empathic awareness 移情知覺 110
compassionate awareness 慈悲知覺 110

B

● Being moved 被感動 18, 54
● Body 身體
individual body 個別身體 23
collective body 群體身體 23
conscious body 覺性身體 23
● Boundary 界線 109

C

● Chakra 查克拉（脈輪） 261, 261n
● Chronology 動作順序 150
● Circle 圓圈；圍成圈圈
dance circle 舞蹈圈 229
offering circle 奉獻圈 215
reading circle 閱讀圈 188
● Clear seeing 明視 121
● Concentration 專注 52
● Confucius 孔子 180
● Conscious 意識；意識的
conscious embodiment 意識體現

25
conscious speaking 意識言說 177
conscious wintness 意識觀照 68
● Consciousness 意識 29
emerging conciousness 意識的形成 69
● Containment 涵容；包容 104

D

● Dance 舞蹈 183
● De Nicholas, Antonio 安東尼奧・德・尼可拉斯 186
● Density 視見 121
● Discernment 洞察 34
● Dyadit format 兩兩成組 67

E

● Ego 自我 18
● Embodied text 文本體現 183
● Emptiness 空；空無 23
● Energetic phenomena 動能現象 55, 248-251
● Erotic energy 情欲能量 162
● External form 外部形式 163
● Extrasensory perception 超感知覺 250

F

● Felt signs 覺受訊號 71

G

● Gestalt　整體；完形　61
● Ghalib　吉哈里　125, 125n
● Graham, Martha　瑪莎・葛蘭姆　17
● Green, Arthur　亞瑟・格林　88, 89n

H

● Hafiz　哈菲斯　88, 89n

I

● Impulse　脈動　17
● Inner　內在的
　　inner awareness　內在覺察　150
　　inner experience　內在經驗　35
　　inner witness　內在觀者；內在觀照
　　　23, 29
● Integration　整合　109
● Internalize　內化　163
● Interpersonal　人我之間　30
● Intrapersonal　內在自我　30
● Intuitive knowing　直覺之知　120
● Intuitively resonating　直覺性共振　121

K

● Kabbalah　喀巴拉　29
● Kinesthetic sense　肌肉動覺　17, 43
● Knowing self　已知自我　46
● Kriya　淨化　254
● Kundalini　昆達里尼（拙火）　261, 261n

L

● Laban, Rudolf von　魯道夫・拉邦　228, 228n
● Lukardis of Oberweimar　歐柏威瑪的露卡迪絲　70, 70n

M

● Mandala　曼陀羅　190
● Map　身體地圖　42
● Martin, John　約翰・馬丁　21
● Merged state　混沌狀態　46
● Mookerjee, Ajit　阿吉特・穆可吉　248, 248n
● Movement　動作
　　movement pattern　動作模式　46
　　movement practice　動作練習　107
　　movement practitioners　動作實務者　25
　　movement series　動作段落　43
　　pools of movement　動作庫群　43
● Mover　動者　22
● Moving　動；動中的；動態的
　　moving body　動中身體；動態身體　4, 126
　　moving practice　動態練習　109
　　moving self　動中自我　23, 31
　　moving wintness　動中觀者　70
● Mudra　手印　254

P

● Peripheral energy　周邊能量　53
● Practice(s)　練習
　　practice of concentration　專注練習　35

practice of containment　涵容練習　104

practice of discernment　洞察練習　35

● Presence　在場；臨在　30, 35, 148

● Preverbal　前語言期　68

● Primary teacher　初始老師　44

R

● Rabbi　拉比　24, 24n

● Rumi　魯米　21

S

● Sacred dance　神聖舞蹈　229

● Samadhi　三昧（佛教）　248

● Sanskrit　梵文　249

● Santiveda　寂天　124, 125n

● Satprem　薩普含　108, 108n

● Self　大寫我　18

● Self as one　自我如一　62

● Self-differentiation　自我分化　19

● Sensation　感知　31

● Sequence　序列　43

● Shema　示瑪禱文　203, 203n

● Silent retreat　靜默修練　230

● Solar plexus　太陽神經叢　101

● Spontaneous insight　自發的洞察　69

● Subjective experience　主體經驗　34

● Subliminal space　潛意識的時空　50

● Suzuki, D.T.　鈴木大拙　94, 94n

T

● Tallit　祈禱披巾　203, 203n

● Tracking　追蹤　90

● *Tao Te Ching*　《道德經》　181, 181n

● The Great Mother　大母神　193

● The Mother　母親　28, 29n

● Transpersonal　超個人　55

U

● Unconscious projection　無意識投射　99

● Unitive phenomenon　合一現象　248

● Unitive state　合一狀態　92

V

● Vessel　容器　22

W

● Weir, John　維爾醫生　19-20

● Whitehouse, Mary　瑪莉‧懷豪斯　17-18

● Wigman, Mary　瑪莉‧魏格曼　17

● Witness　觀者；觀照者；觀照　22

inner witness　內在觀照；內在觀者　23

outer witness　外在觀者　30

silent witness　靜默觀者　94

speaking witness　言說觀者　98

verbal witness　口語觀照　151

witness circle　觀者圈；觀照圈　24, 126

witness practice　觀照練習　86

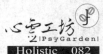

Holistic 082

眞實動作：喚醒覺性身體
Offering from the Conscious Body: The Discipline of Authentic Movement

作者—珍娜‧愛德樂（Janet Adler, Ph.D.）　譯者—李宗芹、林奕秀、林玉華

出版者—心靈工坊文化事業股份有限公司
發行人—王浩威
總編輯—王桂花　執行編輯—裘佳慧
特約編輯—周寧靜　內文排版—冠玫股份有限公司
通訊地址—106 台北市信義路四段 53 巷 8 號 2 樓
郵政劃撥—19546215　戶名—心靈工坊文化事業股份有限公司
電話—02）2702-9186　傳眞—02）2702-9286
Email—service@psygarden.com.tw　網址—www.psygarden.com.tw

製版‧印刷—中茂分色製版印刷事業股份有限公司
總經銷—大和書報圖書股份有限公司
電話—02）8990-2588　傳眞—02）2290-1658
通訊地址—248 新北市新莊區五工五路 2 號（五股工業區）
初版一刷—2013 年 5 月　初版二刷—2021 年 1 月
ISBN—978-986-6112-72-0　定價—380 元

國家圖書館出版品預行編目資料

眞實動作：喚醒覺性身體／珍娜‧愛德樂（Janet Adler）著；
李宗芹等 合譯. -- 初版. -- 臺北市：心靈工坊文化, 2013.05.
　面；公分. -- (Holistic；82)
譯自：Offering from the Conscious Body: The Discipline of Authentic Movement
ISBN 978-986-6112-72-0（平裝）
　1. 舞蹈治療　2. 心身醫學
418.986　　　　　　　　　　　　　　　　　　　102006797